呼吸道感染
中西医防治康问答

主审　张伯礼　吴深涛　张俊华
主编　黄　明　张　磊　杨丰文

上海科学技术出版社

图书在版编目（CIP）数据

呼吸道感染中西医防治康问答 / 黄明，张磊，杨丰
文主编. -- 上海 ： 上海科学技术出版社，2024.4
 ISBN 978-7-5478-6585-9

 Ⅰ. ①呼… Ⅱ. ①黄… ②张… ③杨… Ⅲ. ①呼吸道
感染－中西医结合－传染病防治－问题解答 Ⅳ.
①R183.3-44

 中国国家版本馆CIP数据核字（2024）第068708号

呼吸道感染中西医防治康问答

主编 黄　明　张　磊　杨丰文

上海世纪出版(集团)有限公司
上 海 科 学 技 术 出 版 社　出版、发行
（上海市闵行区号景路 159 弄 A 座 9F - 10F）
邮政编码 201101　　www.sstp.cn
上海普顺印刷包装有限公司印刷
开本 889×1194　1/32　印张 5.5
字数 100 千字
2024 年 4 月第 1 版　2024 年 4 月第 1 次印刷
ISBN 978 - 7 - 5478 - 6585 - 9/R · 2989
定价：65.00 元

编 委 会

内容提要

呼吸道感染作为常见病、多发病，一直以来对我们的健康造成了相当大的威胁，引起社会的广泛关注，也成为广大居民普遍关心的公共健康问题。针对此问题，张伯礼院士团队进行了临床门诊和社区广泛调研，梳理出呼吸道感染性疾病中广大居民普遍关注的重要问题，以疾病基础知识、预防、中西医治疗、康复等为主轴，用一问一答的形式给予了客观、通俗易懂的解答。

本书的出版，旨在向广大居民科普呼吸道感染性疾病知识，掌握判断不同病原体感染的方法，以及针对不同病原体感染的特征和复杂叠加感染的防治策略、合理就诊、科学用药。此外，还提醒广大居民需要重视生活中导致免疫力下降的情况，通过疫苗预防、中医"治未病"等手段增强免疫系统功能，以及牢固树立"每个人都是自己健康的第一责任人"的理念，做好个人健康管理，有效预防呼吸道感染疾病的发生。

主审简介

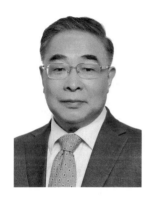

张伯礼，中医内科专家，中国工程院院士、医药卫生学部主任，国医大师，中国医学科学院学部委员，天津中医药大学名誉校长，中国中医科学院名誉院长，"重大新药创制"科技重大专项技术副总师，国家重点学科中医内科学科带头人，第一批国家级非物质文化遗产项目中医传统制剂方法代表性传承人。2010年任中国中医科学院院长；2011年被授予"全国优秀共产党员"称号；2014年获得国家科学技术进步奖一等奖；2016年获得吴阶平医学奖；2017年被授予"全国名中医"称号；2019年获得全国中医药杰出贡献奖，并被聘为中国医学科学院学部委员；2020年8月被授予"人民英雄"国家荣誉称号，同年11月获得第十三届光华工程科技奖；2022年7月被授予"国医大师"称号。长期从事心脑血管疾病防治和中医药现代化研究工作。

主编简介

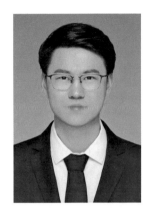

黄明,医学博士,天津中医药大学中医药研究院副研究员,硕士研究生导师,天津市青年联合会委员。主要从事循证医学与中医药临床评价、中医药防治心血管疾病研究。参与国家重点研发计划项目2项,主持天津市教委科研计划课题1项,主持横向课题1项,参与中国工程院战略咨询项目4项等课题。公开发表论文30余篇,作为第一作者或通讯作者12篇,SCI收录论文3篇。参与制定中华中医药学会团体标准1项,参与起草制定全国、省市级诊疗方案多项,参与申请发明专利5项。新冠感染疫情发生后,协助张伯礼院士开展武汉、石家庄、天津等地一线防疫工作,积极开展临床救治同时也在一线进行新冠感染科研工作,在著作出版、论文发表、新药研究转化、新冠康复及健康科普等方面取得了系列成果,参与编写著作7部,其中3部担任副主编,《新冠肺炎中西医结合诊疗》获国家出版基金支持,并译多国文字发行。获全国向上向善好青年、天津市教育系统优秀共产党员等荣誉,获省部级科技进步奖一等奖2项。

序言

自党的十八大以来，以习近平同志为核心的党中央始终把保障人民健康放在优先发展的战略位置，作出一系列实施"健康中国"战略的决策部署，并在《健康中国行动（2019—2030年）》和《"十四五"国民健康规划》中明确指出，"坚持以人民为中心的发展思想，牢固树立'大卫生、大健康'理念，建立健全健康教育体系，引导群众建立正确健康观，形成有利于健康的生活方式、生态环境和社会环境"，"加快实施健康中国行动，持续推动发展方式从以治病为中心转变为以人民健康为中心"，并特别强调要"充分发挥中医药在健康服务中的作用"，发挥出中医药的特色优势。

深入开展健康知识宣传普及，提升居民健康素养是对健康安全的基础保障，也是时代需求。冬季呼吸道感染性疾病高水平流行，不时出现医院爆满的新闻，分级诊疗的必要性不言而喻。面对多种呼吸道疾病叠加、高发的情况，编写团队历时多月深入调研考察，编写了一部贴合大众诊疗需求、科学性及实用性较强的呼吸道感染性疾病的科普类著作。通过对呼吸道感染性疾病基础常识以及分级诊疗策略的科普宣传，可提高民众自主辨别病情轻重之能力，对于促进分级诊疗的实施具有重要意义。

《呼吸道感染中西医防治康问答》一书系统地向读者

介绍了冬季呼吸道疾病的常识、诊疗、预防、康复全程的注意事项及解决方案，涉及简单的应急处理方式以及依据病情轻重就医的选择，真正做到了把科学知识讲清楚、说明白。尤其在中医"治未病"思想的指导下，该书注重结合中医、西医防治的特色优势，对幼儿、孕产妇、老年人等特殊人群的注意事项进行了全面介绍。同时，书中还列举了一系列防护小妙招，包括日常卫生习惯、食疗、养生操、保健穴、护理等，将中医养生防病文化与现代医学理念相结合，兼顾科学性与实用性。

数千年的临床实践证明，中医药在防治感染性疾病方面具有较好疗效。随着社会经济发展与人民生活水平的提高，人们越来越重视健康安全和生活质量，中医药在满足人们不同层次的精神需求和健康需求上越来越受到关注。该书层层递进，从不同层面科普了中西医结合防治呼吸道感染性疾病的优势和中医特色疗法，也是传播弘扬中医药文化的重要载体，有利于促进中医药在养生保健、防病治病、瘥后康复中发挥更大的作用，为建设健康中国、实现中华民族伟大复兴的中国梦贡献力量。

书临付梓，谨志为序。

中国工程院院士
国医大师
天津中医药大学名誉校长

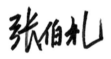

2024 年 2 月

前言

　　每至冬春季,呼吸系统感染性疾病发病率会显著增加,成为居民健康的主要威胁之一。呼吸系统感染性疾病简而言之是由于细菌、病毒、支原体、衣原体等特定病原体侵袭口、鼻、咽等上呼吸道黏膜和气管、支气管等下呼吸道系统引起的局部和全身反应性疾病。自疫情防控平稳转段后,2023年冬出现了后疫情时代呼吸系统感染高峰,以流感为主,鼻病毒、肺炎支原体、呼吸道合胞病毒感染持续攀升,并造成多重病原体叠加等感染风险,甚至出现"儿科荒"、门急诊排长队等现象,造成各地医疗资源紧张。

　　《健康中国行动(2019—2030年)》强调要加强流感等急性传染性疾病防控工作。《"健康中国2030"规划纲要》单独列章,从提升中医药服务能力、发展中医养生保健治未病服务及推进中医药继承创新等方面充分发挥中医药独特优势,推进健康中国建设,提高人民健康水平。为了提高居民应对常见呼吸系统感染性疾病的能力,减轻门急诊压力,张伯礼院士团队组织成员深入医院门急诊及社区内进行调研,筛选出当前呼吸道感染性疾病中广大居民普遍关注的问题,以疾病基础知识、预防、中西医治疗、康复为主轴,采用问答的形式进行客观、通俗易懂的解答,形成《呼吸道感染中西医防治康问答》。

　　本书的出版,旨在向广大居民科普呼吸道感染性疾病知识，掌握判断不同病原体感染的方法，了解中医对此类疾病的认识，了解疫苗预防、中医"治未病"、中医养生、个人卫生习惯、饮食营养、健康生活方式等预防措施，普及中药、西药、针灸等治疗手段，重视后遗症、早期康复、食疗、非药物治疗等康复知识，并提供就医指南，辅助居民判断选择居家治疗或医院治疗、中医治疗或西医治疗等合理就诊及用药注意事项。

本书通过科学的医学知识普及，将中医养生文化与现代医学理念相结合，突出中医学治未病理念，提供公众健康科普知识的有效信息和专业指导，也为医患沟通搭建起一座健康通道，为居民呼吸道感染的预防和治疗提供更加务实和可行的参考。尽管我们全力以赴进行编写，进行了多次讨论交流，但限于水平，加之当前呼吸道感染疾病的流行病学不断变化，缺漏之处在所难免，敬请各位同道批评指正！

在此，衷心感谢张伯礼院士为本书作序，他的深刻见解和独到评论使本书有了更深层次的价值与意义。感谢"大专家.com"团队对本书前期科普宣传和文稿配图等方面提供的大力支持，他们的合作精神和对健康科普事业的热忱，为本书的完成提供了助力。感谢奋战在抗击呼吸道感染疾病一线的医疗人员，他们的辛勤工作积累了丰富的实践经验。更感谢本书的编写团队，他们的个人贡献和集体力量，使得这项工作得以出色完成！

编者

2024 年 2 月

目录

认识疾病

第一章
认识呼吸道感染性疾病

预 防

第二章
呼吸道感染性疾病的预防

治疗

> 第三章 <

呼吸道感染性疾病的中西医治疗

康复

> 第四章 <
康复和预防复发

就 医

> 第五章 <
就医指南和注意事项

第一章

认识呼吸道感染性疾病

呼吸道感染性疾病是一种冬春季高发的疾病,给世界各国带来了沉重负担并造成严重影响,成为一个全球性公共问题。本章将重点介绍呼吸道感染性疾病在冬春季节高发的原因、不同呼吸道病原体的感染特点、中医对该病的一些认识及治疗优势等。

1 什么是呼吸道感染性疾病？

致病微生物侵入呼吸道并进行繁殖所导致的疾病，统称为呼吸道感染性疾病。根据其感染部位，分为上呼吸道感染（感染部位为鼻、咽、喉）和下呼吸道感染（感染部位为气管和各级支气管）。前者包括普通感冒、流感、鼻炎、咽炎和喉炎等；后者包括气管炎、支气管炎和肺炎等。

2 呼吸道感染性疾病是一个重要的全球公共问题？

流感大流行是现代医学术语，中国古代将外感疫疬邪气所引起的，具传染性及流行性的一类疾病统称为疫病。关于疫病的记载，最早可以追溯到殷商时期的甲骨文，称"疾年"。在有文字记载的 3 000 多年中，最严重的瘟疫发生在东汉建安年间（196～220 年），史称"建安大瘟疫"。据史料记载，此次疫情持续 30 余年，死亡人数近

1 000万,正如曹植《说疫气》文中所载"家家有僵尸之痛,室室有号泣之哀,或阖门而殪,或覆族而丧"。可见当时疫病横行时的惨状乃历史罕见。疫病的接连发生让中国古代医家积累了丰富的抗疫经验,并总结出了《伤寒杂病论》《温热论》《解围元薮》《疯门全书》《温病条辨》等一批医学典籍流传至今。

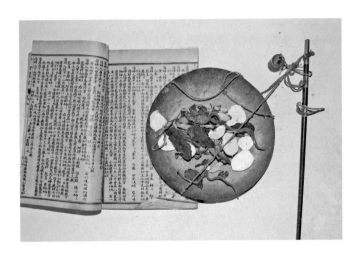

世界历史上也曾暴发众多瘟疫大流行,如流感、鼠疫、霍乱等,其中影响最大、死亡人数最多的是发生在1918~1920年的"西班牙大流感"。这次流感波及全世界各个角落,感染了全世界一半以上的人口,从阿拉斯加的因纽特人到太平洋中央的萨摩亚岛岛民都未能幸免,共造成约5 000万人死亡,死亡人数是官方公布的第一次世界大战伤亡人数的3倍多。1952年,世界卫生组织

(WHO)建立了全球流感监测和反应系统,以便早期预警流感并及时干预。2009 年 H1N1 流感疫情在北美洲暴发,并迅速蔓延全球,造成近 20 万人死亡,成为 21 世纪初最重大的公共卫生事件。

WHO 发布的 2000～2019 年全球前 10 位死亡病因中,下呼吸道感染位居第 4 位,其每年可导致约 260 万人死亡。特别是急性下呼吸道感染,严重威胁婴幼儿生命健康,在 5 岁以下儿童死因中位列首位,占所有死亡病例的13.3%。最新研究显示,病毒性呼吸道感染在 2 岁以下婴幼儿的呼吸道感染性疾病中高达 80%～90%;而在儿童的病毒性呼吸道感染中,每年的发病中位次数是 5 次,发病率最多可达 10%。近年来,呼吸道感染性疾病的发病率、病死率居高不下,其防控又相对特殊,所以导致呼吸道感染性疾病的负担愈发沉重。

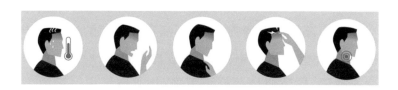

2019 年年末新型冠状病毒出现并在全球大流行,给世界各国人民造成重大损失。据 WHO 统计,截至北京时间 2023 年 12 月 31 日,全球累计确诊病例数 7.73 亿,死亡人数 701 万。呼吸道感染性疾病具有传染源多、传播途径快、传播方式广、人群普遍易感等特征,一直是全球非常重要的公共卫生问题,影响经济、社会、教育、医疗等各个领域。

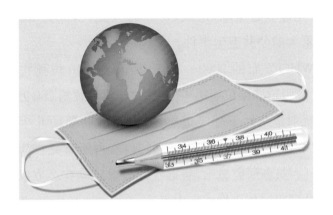

③ 呼吸道感染性疾病为什么在冬春季高发?

　　季节更替时期往往是呼吸道疾病发病的高峰,尤其以冬春交际为甚。这是因为冬春季寒冷干燥的环境使得空气中病毒的活性增强,助长了病毒或细菌的滋生和传播;同时冷空气又使得呼吸道黏膜血管收缩、局部缺血和营养障碍,导致机体免疫力下降;加之空气中过敏原增多,容易引起感冒、支气管哮喘、慢性支气管炎等多种呼吸道疾病的发生。

　　中医学认为四季各有其主导病邪,而冬季是以寒邪为主,寒邪易损伤人体阳气,影响气血运行。《伤寒例》中提到"其伤于四时之气,皆能为病。以伤寒为毒者,以其最成杀厉之气也。中而即病者,名曰伤寒;不即病者,寒毒藏于肌肤,至春变为温病",这说明寒邪为毒不仅伤人阳气,亦可引发瘟疫类疾病,这也正是呼吸道感染性疾病多高发于冬季的原因之一。

此外,中医学自古重视"天人相应"理念,认为四季交替会相应地影响人体的生理功能。冬季气温低,人体阳气不足,免疫力下降,若此时人体不能顺应四时之变,加之"非其时有其气",疫疬邪气盛行,则容易侵犯机体;若此时正气充足,机体抵抗力及免疫力较强,则人不易患病;若此时素体阳气虚弱或久病气阴不足,此类外感邪气乘虚侵袭卫表,肺卫不固,机体无法抵御邪气侵袭,表现为感冒、畏寒、发热等,而肺气失宣,升降失司,则表现为咳嗽、咳痰、咽痛等。

④ 不同呼吸道病原体的感染特点是什么?

冬春季呼吸道疾病病原体以流感病毒为主,一般每年在10月下旬开始进入流感冬季流行期,同期也会有其他呼吸道疾病交替或共同流行,包括鼻病毒、肺炎支原体、新冠病

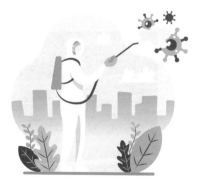

毒、呼吸道合胞病毒、腺病毒、副流感病毒等。

流感病毒

流感是流行性感冒的简称，是由流感病毒引起的急性呼吸道传染病。病毒由包膜、基质蛋白及核心组成。根据流感病毒核蛋白的抗原性，一般将其分为甲（A）、乙（B）、丙（C）三型。

甲型流感病毒传染性强，多为急性起病。

临床表现

- 以发热、畏寒、头痛、肌肉关节酸痛、乏力、食欲减退等全身症状为特征。
- 常有咽痛、咳嗽、鼻塞、流涕、呕吐、腹泻等呼吸道合并消化道症状。
- 轻症流感常与普通感冒表现相似。

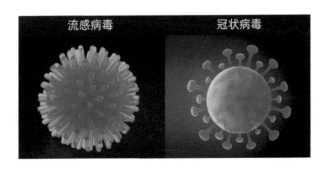

支原体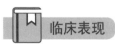

支原体（mycoplasma）是一类没有细胞壁的原核生物，是目前发现的最小的原核生物。与人类疾病关系密切的支原体是肺炎支原体，结构简单，多数呈球形，没有细胞壁，只有三层结构的细胞膜，细胞柔软，具多形性。

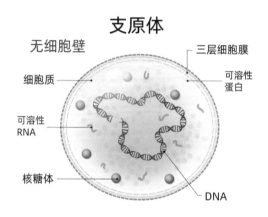

支原体

肺炎支原体是引起支原体肺炎的病原体。支原体肺炎是我国5岁及以上儿童最主要的社区获得性肺炎。

📖 临床表现

- 临床表现差异较大。
- 支原体感染，轻者可不发病，或仅表现为上呼吸道感染，重者可导致支原体肺炎。

- 起病时有剧烈、阵发性的刺激性干咳,可伴有发热、头痛、流涕、咽痛等,大部分预后良好。

呼吸道合胞病毒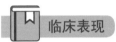

人呼吸道合胞病毒（respiratory syncytial virus，RSV)是常见的呼吸道病毒,可感染全年龄段人群,但主要集中在 5 岁以下儿童、老年人和免疫功能低下等高危人群,是全球 6 个月以下婴儿急性下呼吸道感染的主要病原体之一。

传染性较强,主要通过呼吸道飞沫密切接触传播。

临床表现

- 感染早期症状类似于普通感冒。
- 可出现鼻塞、流涕、打喷嚏、咳嗽、声哑、发热等症状,发热程度以低热为主。
- 多数患儿症状会在 1～2 周内自行消失。

鼻病毒

鼻病毒（rhinovirus，RhV)是引起普通感冒的主要病原体。不同型的鼻病毒之间很少有交叉保护，因此人类可反复多次感染鼻病毒。

📖 **临床表现**

- 鼻病毒感染的主要表现为鼻塞、流鼻涕、打喷嚏等症状。
- 其潜伏期多为 2～5 天，感染持续时间约为 1 周。

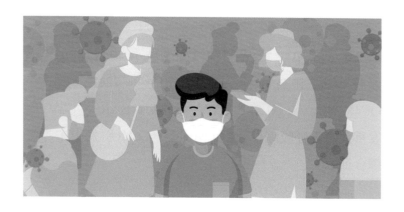

冠状病毒

　　冠状病毒是在自然界广泛存在的一类病毒。病毒外有脂肪膜，膜表面有三种糖蛋白：刺突糖蛋白（是受体结合位点和主要抗原位点）、小包膜糖蛋白及膜糖蛋白。

　　2019 新型冠状病毒（2019 - nCoV，引发新型冠状病

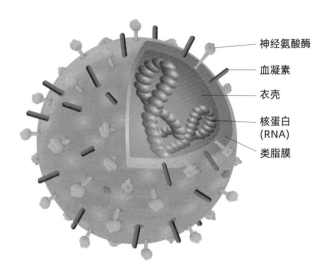

神经氨酸酶
血凝素
衣壳
核蛋白
(RNA)
类脂膜

毒肺炎 COVID－19)是目前已知的第 7 种可以感染人的冠状病毒,其余 6 种分别是 HCoV－229E、HCoV－OC43、HCoV－NL63、HCoV－HKU1、SARS－CoV(引发重症急性呼吸综合征)和 MERS－CoV(引发中东呼吸综合征)。

⑤ 病原体进入人体呼吸道后有几种结局?

病毒被清除

呼吸道黏膜表面覆盖着一层假复层纤毛柱状上皮细胞,纤毛不停摆动,形成机械屏障,阻止病原体的侵入。一般情况下,病原体进入人体后,可随纤毛摆动,被机体的防御能力所清除。

表 1　不同呼吸道病原体的特点

病原体	流感病毒	鼻病毒	呼吸道合胞病毒	冠状病毒	肺炎支原体
定义	流感病毒是引起流行性感冒的病原体,最常见的是甲型流感病毒	鼻病毒是引起普通感冒的主要病原体	人呼吸道合胞病毒主要感染 5 岁以下儿童,老年人和免疫功能低下等高危人群,是全球 6 个月以下婴儿急性下呼吸道感染的主要病原体之一	冠状病毒是自然界广泛存在的一类病毒。2019 新型冠状病毒(2019 - nCoV,引发新型冠状病毒感染 COVID - 19)是目前已知的第 7 种可以感染人的冠状病毒	肺炎支原体是引起原体肺炎的病原体
主要临床表现	以发热、畏寒、头痛、肌肉关节酸痛、乏力、食欲减退等全身症状为特征,常有咽痛、咳嗽、鼻塞、流涕、呕吐、腹泻等呼吸道合并消化道症状	主要表现为鼻塞、流鼻涕、打喷嚏等症状	早期症状类似于普通感冒,可出现鼻塞、流涕、打喷嚏、咳嗽、声哑、发热等症状,多数患儿症状在 1~2 周内自行消失	主要引起上呼吸道感染,可有发热、发冷、头痛、流涕、咽痛及咳嗽。大多数患者表现为轻症,少数可致腹泻,支气管炎、肺炎和胸腔积液等	临床表现差异较大,轻者可不发病,或仅表现为上呼吸道感染、重者可致肺炎支原体肺炎。起病时有剧烈、阵发性的刺激性干咳,可伴有发热、头痛、流涕、咽痛等

续表

病原体	流感病毒	鼻病毒	呼吸道合胞病毒	冠状病毒	肺炎支原体
发热程度	38~40℃	一般不发热或轻中度发热	37.3~38.5℃	发热程度不等	38~40℃
季节性	冬春季	四季	四季	四季	秋冬季
实验室指标	流感病毒核酸检测阳性	鼻病毒核酸检测阳性	呼吸道合胞病毒核酸检测阳性,C反应蛋白(CRP)和白细胞计数可增高	新冠病毒核酸检测阳性,肺部CT可显示浸润影和斑片状阴影	血清CRP和白细胞计数增高,支原体核酸检测阳性

隐性感染

在寒冷环境下，机体体温下降，或劳累过度等情况下，人体酶的活性降低，免疫细胞功能有所下降，给了病原体入侵机体的机会。病原体侵入人体后，仅诱导机体产生特异性免疫应答，不引起或只引起轻微的组织损伤，因而在临床上不显现出任何症状、体征甚至生化改变，只能通过免疫学检查才能发现。

显性感染

病原体进入人体后，会在皮肤黏膜内、呼吸道等部位进行大量的繁殖，激活免疫应答，同时产生大量的异种蛋白，加重免疫反应，造成组织损伤，导致机体出现相应的临床表现，比如咽痛、咳嗽、鼻塞、发热等。

病原体携带状态

是指病原体感染人体后停留于入侵部位，或在脏器内继续生长、繁殖，而人体不出现任何的疾病状态，但能携带并传播病原体，成为传染源。

潜伏性感染

某些病原体感染人体后，由于机体免疫功能不能将病原体清除，病原体就长期潜伏起来或与人体共存，成为正常微生物群的一部分，当机体免疫功能下降后就可以出现显性感染。

6 不同年龄人群患呼吸道感染性疾病有什么特点？

 1~4岁人群以流感病毒、鼻病毒为主

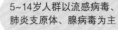 5~14岁人群以流感病毒、肺炎支原体、腺病毒为主

 15~59岁人群中以流感病毒、鼻病毒、新冠病毒为主

 60岁及以上人群以流感病毒、人偏肺病毒和普通冠状病毒为主

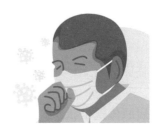

虽然大多数人群普遍易感，但5岁以下儿童、65岁及以上老年人是呼吸道感染性疾病的高危人群。

儿童

中医学认为儿童脏腑娇嫩，五脏六腑均尚处于成熟、发育的过程中，特别是儿童形气未充，更容易感受外邪而发病，并且疾病进展较快。此外，儿童体质还具有"三不足两有余"的特点，即肺、脾、肾不足，心、肝有余。所以儿童在发生急性呼吸道感染后，容易出现夹痰、夹滞、夹惊等表现。

夹痰

因为儿童肺气不足，易为外邪损伤肺之宣发肃降之功能，出现咳嗽、咯痰等呼吸道症状。

夹滞

因为儿童脾胃功能尚不完备，运化失司而出现食欲不振、恶心呕吐、腹胀、大便不调、舌苔厚腻、口气臭秽等消化功能失调的表现。

夹惊

因为儿童心肝之阳易亢，为外感热邪所招致突发的惊风、神昏、抽搐。

此外，儿童"肺脏尤娇，娇肺遭伤不易愈"，故患病后儿童自身功能恢复常有不足，临床多见儿童感冒后遗留咳嗽、咳痰，但儿童"脏器清灵，易趋康复"，故正确治疗后往往预后较好。

老年人

对于老年人而言，由于年龄增大，"阴气自半"即正气逐渐衰弱，脏腑功能日益减弱，呼吸道的防御能力下降，全身的免疫功能薄弱，因此容易受到各种呼吸道病原体的侵袭。

表现为即使没有气温的明显变化，或是没有接触已感染的人群，仅仅是由于老年人饮食起居稍有不慎，亦会引起外感。但由于正气不足，机体反应能力减弱，老年人感受外邪后正邪交争不剧烈,容易被忽视而延误诊断和治疗。

此外,老年人多合并各种基础疾病,比如"慢阻肺"、冠心病、糖尿病等,这些基础疾病会削弱老年人的免疫功能,同时也使老年人的外感病具有复杂内伤杂病的表现,扩大了个体间的差异,形成了虚实夹杂、表里同病、寒热互见、极易传变、缠绵难愈的特点。

老年人一旦罹患外邪即易呼吸道感染,容易诱发原有基础疾病的加重,比如出现心律失常、呼吸衰竭等,使病情变化多端,容易发展为危重症,预后不佳,因此临床诊治要格外重视。

⑦ 病原体合并感染严重吗?

冬季多种病原体流行,人体感染不同病原体的概率增加,因此临床上会出现两种及以上病原体被检出的情况。尽管测出多种病原体,但并不代表每一种病原体都致病。研究表明,同时存在多种病原体与病情的严重程度无明显相关性。临床医生主要结合患者的实际情况,综合判断疾病严重程度,选择合适治疗手段。总体来说,多种病原体合并感染的情况并不多见,且与病情的严重程度相关性较小。

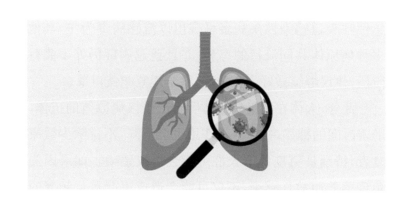

8 如何应对免疫落差？

免疫落差是流行病学已知的概念,指的是长期低水平接触某种特定病原体而导致的保护性免疫力下降,使易感人群增加,易感性增强。

自新冠感染大流行以来,严格的社交限制状态减少了接触呼吸道感染性病原体的机会,降低了呼吸道感染性疾病的发病率,随之而来的是人群整体对呼吸道感染性病原体的特异性免疫水平下降。当社交限制取消后,随着冬春季的到来,会出现呼吸道感染性疾病病例数的急剧上升,欧美国家在取消社交限制后都出现过呼吸道感染性疾病的暴发,这就是"免疫落差"在现实世界中的实例。

冬春季节是流感等呼吸道感染性疾病的高发时期。

急性呼吸道感染性疾病多呈现出以流感病毒为主,其他多种病原体共同流行的态势,并且新冠病毒仍处于流行阶段,建议继续做好个人防护,科学规范佩戴口罩。

此外,人体在感染病原体后会产生该病原体的抗体,随着时间的推移,抗体保护作用也会下降,不排除少数康复者,特别是免疫低下人群可能会再次感染。如果因为免疫落差而放任感染,不仅可能会造成更严重且频繁的呼吸道感染性疾病,还会造成更广泛的流行。接种疫苗是有效应对"免疫落差"的方式,同时也要做好手卫生,去人员密集的地方戴口罩,以减少不必要的感染。

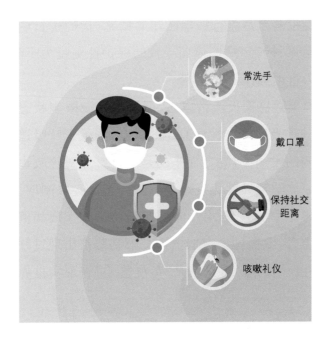

9 历史上有哪些著名医家提出过治疗感染性疾病的举措?

疫病的历史源远流长,自有文字记录以来,疫病的发生成百上千,而中医学的发展历史,也可以看作为一部与疫病斗争的历史。其实早在甲骨文时期就有了关于疫病的相关记载,但受限于当时的认知条件,古人先认为疫病是由鬼神引起的,随着中医学的进步,人们开始认识到疫病是由自然界中的一种具有强烈致病性和传染性的病邪所引起。如《黄帝内经》中就已记载"五疫之至,皆相易染,无问大小,病状相似",后人称之为"疠气""疫气""戾气""杂气"等,这种病邪多从口鼻进入人体而致病,并且发现疫病的发生与自然界气候的异常变化密切相关,即

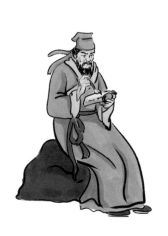
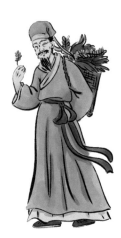

所谓的"非其时而有其气"。

随着中医学的发展,诞生了许多治疗疫病的著名医家,他们在防治各种感染性疾病方面做出了杰出贡献。

张仲景

被誉为"医圣",是东汉末年的著名医学家。在疫病流行的年代,他深入钻研古籍并广泛搜集医方,最终写成了《伤寒杂病论》这部医学巨著。该书系统地总结了外感病的原因、症状、发展规律以及治疗方法,并创立了六经辨证体系,为后来的疫病治疗提供了重要的理论基础。

葛洪

晋代的著名医学家和道家人物。他不仅对道家理论有着深入的研究,还对医学和疫病治疗有着独到的见解。他的著作《肘后备急方》是中国历史上第一部"抗疫应急手册",其中记录了许多简便实用的防治瘟疫的方法,而屠呦呦"青蒿素"的发现就是从中得到了启发。此外,书中所创制的"黄连解毒汤"传用至今,还记载了"老君神明白散""太乙流金方"等方剂,是我国最早出现的预防与治疗疫病的专方。

孙思邈

唐代的著名医药学家,被后人尊称为"药王"。他一生致力于医药学研究，特别是在疫病防治方面有着卓越的成就。他的著作《备急千金要方》和《千金翼方》中，详细阐述了各种疾病的预防和治疗方法，其中包括瘟疫，尤其是明确区分了伤寒、温病及温疫，书中所载"犀角地黄汤""紫雪丹"等方剂至今仍是治疫之良方。他强调预防为主，提倡个人卫生和公共卫生，并提出了许多实用的预防措施。

吴又可

明末清初传染病学家。明末清初战乱和疫病频发，他通过自己的临床实践和深入研究，提出了其成因的"疠气"致病说，认为"瘟疫之为病，非风非寒，非暑非湿，乃天地间别有一种异气所感"，也称作疠气或疫疠之气所致，将普通的温热病与疫病区别开来，并指出其具有强烈毒性，"今感疫气者，乃天地之毒气"。吴又可还总结了瘟疫的侵犯途径、传染方式和流行特点，并归纳出九种传变方式，创制出了治疗瘟疫的名方——达原饮，为中医学的发展，特别是疫病学的形成做出了重大贡献。

叶天士

清代温病学家。他提出了"温病"的概念及"卫-气-营-血的病理规律"，并总结了一套治疗温病的方法和药物。他认为疫病的发生与气候、环境等因素密切相关，他的著作《温热论》是温病学派的经典之作,对后世的疫病防治产生了深远的影响。

吴瑭

清代著名医家。他的著作《温病条辨》是温病学派的重要经典著作之一,建立了温病"三焦辨治"的论治体系,对后来的温病学发展产生了深远的影响。他所创的用于温病初期的桑菊饮、银翘散方及治疗疫病后期病证的安宫牛黄丸等方药,现在仍然以其卓越的疗效在临床广泛使用。

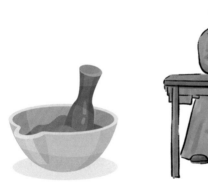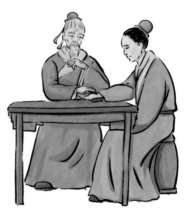

10 中医药治疗呼吸道感染性疾病有什么优势?

中医药特色诊疗的优势

中医讲究整体观念和辨证论治,可根据患者不同的发病原因、证候特点、体质特征、气候变化及发病地区,采用因人、因时、因地制宜,因人施策或辨证分型,精准治疗。此外,中医丰富的治疗手段可满足不同人群需求。例如针刺、艾灸、拔罐、推拿按摩、捏脊、刮痧、药浴、穴位贴敷、代茶饮等中医传统疗法,均具有安全有效、简单易行的特点,特别是在儿科治疗领域发挥了很大的作用。

一方面,口服药物配合中医外治疗法,可起到内外兼治的作用,进而有效减轻患者症状、缩短病程,促进疾病恢复。另一方面,中医丰富的非药物治疗手段可减少单一口服药物的使用,避免部分儿童喂服中药的困难的同时,切合当下家长对于儿童医疗安全的需求。

中医治未病理念的优势

中医治未病理念包括了未病先防、既病防变、瘥后防复三个方面,在疾病的治疗、预防和康复整个过程中发挥了重要的指导作用。

未病先防

指在冬季呼吸道感染高发季节,针对儿童、老人等易感人群,要做好个人防护,避免感受邪气,并且要调整饮食和作息、适当运动或用食药来调理身体、固护正气。

既病防变

指当出现上呼吸道症状后,力求及早诊断、及早治疗,防止疾病进一步发展或发生传变。例如,中医药"先症而治""截断扭转"等理念就是这一优势的充分体现。

瘥后防复

指在疾病的主要症状已经消失后,还要注意避免过度劳累、饮食不节而导致反复感染;并且当疾病进入康复期,但仍遗留乏力、咳嗽等症状时,要积极进行后期调治,以清除余邪、恢复正气。

中西医协同救治的优势

标本兼治

中西药配合应用可标本兼治,更好地减轻患者症状和体征。例如发热,中药退热较缓,但作用持久;西药退热较快,但是持久性较差。二者配合使用可以起到取长补短的效果,能有效缩短患者高热时间,改善患者全身症状,提高患者舒适度。

阻断疾病进展

中西医结合能更有效阻断疾病向重症和危重症进展。例如在中医"肺肠同治"理念的指导下,对于重症肺炎,积极使用具有通腑泄热功效的中药,可明显改善患者的氧合水平,缩短呼吸机使用时间,防止急性呼吸衰竭的发生。

预防耐药

积极配合使用中医药对于预防微生物耐药发生也具有重要意义。而对于已经出现耐药的病原体,比如肺炎支原体耐药的病例,使用中医药也可减轻耐药性,有效缓解发热、咳嗽、咯痰等症状,缩短病程,加快患者恢复。尤其是中医药特有的"扶正复元"作用,是强化病体自我修复和痊愈能力、促进疾病加速康复的重要基础。

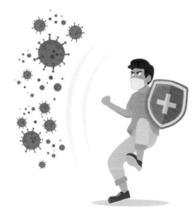

11 新冠病毒变异株 JN. 1 会导致大流行吗？

JN. 1 变异株属于奥密克戎系列变异株,WHO 评估认为,JN. 1 变异株的总体公共卫生风险为低等水平,尚未发现其有致病力增强的证据。2023 年底该变异株在全球范围内快速上升,已成为主要流行株。我国 JN. 1 变异株占比较低,但也呈上升趋势,有可能逐步发展成为优势流行株。

第二章

呼吸道感染性疾病的预防

《黄帝内经》提出"正气存内,邪不可干",呼吸道感染性疾病的病原体每当气候突变或季节交替的时候侵袭人体,若机体正气充盛,则可抵御病原体;若体弱气虚,卫表失固,则容易被病原体侵袭。这里所说的"正气"就是指机体应对病毒及细菌的自身免疫力及抵抗力,而"邪气"包括来自外界的病原微生物及由于情绪不畅、饮食不节、过度劳累而内生的疾病。如何有效预防呼吸道感染性疾病,以及中医药如何通过"扶正祛邪"提高机体免疫力,本章节将进行详细阐述。

12 有效预防呼吸道感染的卫生习惯和措施有哪些？

避免前往人群密集场所

尽量避免或少去人群过度集中及空气不流通区域；少乘坐公共交通；非必要情况不去挤占就医通道，降低非必要就医感染。

避免过度劳累和不良嗜好

避免熬夜、着凉；适时更换衣物和被褥；切忌过度饮食生冷、辛辣刺激性、肥甘厚腻食物；不抽烟、不酗酒；避免情绪波动，以减少会降低免疫力的因素。

规范做好防护

勤洗手、戴口罩，坚持良好的个人习惯；不带病上学、上班；尽量避免与呼吸道感染患者接触；防寒保暖，做好个人防护。

保持室内通风

在家和单位都要加强室内空气流通,每天定期开窗通风至少 2 次,每次 10～15 分钟,有条件可对个人物品及公共用品进行清洁消毒。

积极接种疫苗

通过接种流感、肺炎疫苗等,有效降低患病及重症发生风险,尤其是老年人、基础性疾病患者、儿童等重点人群应积极接种。

养成良好生活习惯

通过均衡饮食、适当锻炼、充足休息,保持良好的作息习惯和健康心态,增强体质,提高机体的免疫力,做好健康检测,必要时主动就医。

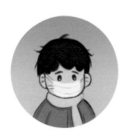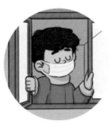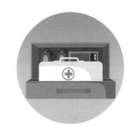

13 如何正确佩戴口罩?

口罩佩戴在口鼻部位,可以起到过滤进入口鼻的空气,阻挡有害气体或致病飞沫进入口鼻的作用。选择合适的口罩并正确的佩戴就像是为我们的呼吸系统设置了过滤屏障,对阻断疾病的传播至关重要。

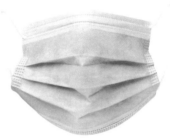

常见的口罩类型有普通口罩、医用口罩(医用外科口罩、医用防护口罩)等。

普通口罩

如纸口罩、活性炭口罩、棉布口罩等,均具有防毒、除臭、阻尘等作用,部分可重复清洗使用,但若消毒清洗不到位,容易滋生细菌,且无法有效过滤较小的微粒,防护效果并无保障。

医用口罩

是医疗行业常用的口罩之一,它能够阻隔大部分细菌和病毒,具有一定的防护性能。医用口罩主要用于医院、诊所、疫苗接种等场所,对口罩的透气性、过滤性和防护性要求较高。

医用外科口罩

是医用口罩的一种，防护性能更强。医用外科口罩外层具有阻隔液体飞溅的作用，内层则可以吸湿，能够阻隔更细小的颗粒物和病毒。适用于手术室、重症监护室等高风险场所。

医用防护口罩

如 N95、KN95 口罩等，又称为医用 N95 口罩，是医用口罩中防护性能最高的一种。医用防护口罩采用高效过滤材料，过滤空气中的细菌、病毒及有害物质效率高达95%以上。医用防护口罩主要用于高风险或高污染场所，如手术室、ICU、传染病区等场所。

正确佩戴口罩尤为重要

首先要选择合适尺码的口罩，要根据使用场景选择不同类型的口罩。呼吸道感染高发期一般建议选择医用外科口罩或医用防护口罩（N95 口罩）。

在佩戴口罩前，需要先彻底清洗双手，保证双手的清洁。分清正反面，深色面朝外，金属条朝上。佩戴时要让口罩完全覆盖嘴巴、鼻子和下巴，并用双手将金属条沿鼻子两侧按压严实，需要确保口罩的边缘没有缝隙。

摘下口罩时，不要触碰外面，只需轻轻取下耳朵上的线即可，之后需要彻底清洗双手。

14 如何正确洗手？

洗手可以预防致病菌通过眼、鼻、口进入体内而感染疾病，可以使用肥皂、含酒精的洗手液清洗，可有效降低致病可能。同时，正确的洗手步骤也是洗手的关键。七步洗手法，能清除手部污物和细菌，预防接触感染，减少传染病的传播。洗手前要先摘下手上的饰物再彻底清洁，洗手时应在流动的干净水下进行，稍用力搓洗，具体步骤如下。

第 1 步

洗手掌，流水湿润双手，涂抹洗手液和肥皂，掌心相对，手指并拢并相互揉搓。

第 2 步

洗背侧的指缝，手心对手背沿指缝相互揉搓，双手交互进行。

第 3 步

洗掌侧指缝，掌心相对，双手交叉沿指缝相互揉搓。

第 4 步

洗指背，弯曲各手指关节，半握拳，把指背放在另一手掌心旋转揉搓，双手交换进行。

第 5 步

洗拇指，一手握另一手大拇指旋转揉搓，双手交换进行。

第 6 步

洗指尖,弯曲各手指关节,把指尖合拢在另一手掌心旋转揉搓,双手交换进行。

第 7 步

洗手腕、手臂,揉搓手腕、手臂,双手交换进行。

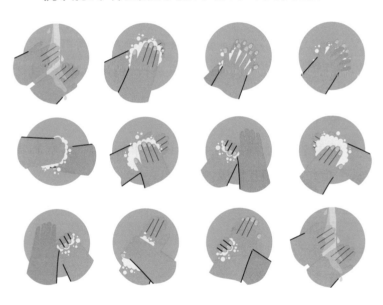

15 消毒剂/酒精在日常生活中有何妙用?

消毒剂可将病原微生物消灭于人体之外,切断传染病的传播途径,达到控制传染病的目的。生活中常用的消毒剂主要为醇类消毒剂、含氯消毒剂、含碘消毒剂等。

醇类消毒剂

如 75％乙醇,可用于手消毒、外科手消毒、皮肤消毒等。在呼吸道疾病高发期时,可用 75％乙醇擦拭与外界接触较多的物品,如手机、快递盒、门把手等,起到消灭细菌的作用,预防疾病的传播。

需要注意:醇类消毒剂对皮肤有一定的刺激,长期接触或大量使用会导致皮肤干燥、敏感,使用时应注意皮肤防护。

含氯消毒剂

如漂白粉、84 消毒液等。漂白粉是一种常见的家庭消毒用品,主要成分为次氯酸钠,特别是在呼吸道疾病高发期能有效杀灭细菌、病毒。

如在人多密集场所出入后,尤其是商场、医院、地铁站等,使用时可将漂白粉按照所需比例加入水中,搅拌均匀后擦拭、浸泡、清洗所需消毒的物品表面,最后用清水冲洗干净。

84 消毒液具有广谱杀菌作用,稀释后使用可以消灭多种病菌和病毒。但需要注意的是,84 消毒液不可与洁厕灵共同使用,因为 84 消毒液主要成分是次氯酸钠,与洁厕灵中的盐酸发生化学反应可产生氯气,而氯气对眼睛黏膜和皮肤有高度刺激性,吸入氯气还会刺激呼吸道,严重时会造成呼吸困难。还需注意：使用过程中应戴手套和口罩，以免刺激皮肤和呼吸道，使用完毕后用清水洗净。

含碘消毒剂

常用的有碘伏、碘酊。适用于手术部位皮肤、新生儿脐带部位皮肤及手术器械的消毒。常在皮肤、黏膜、对醇类刺激敏感部位消毒使用。

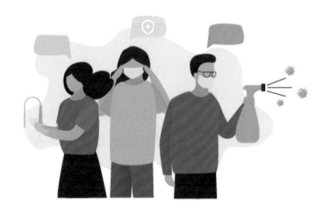

16 冰盐水漱口有什么作用？

在呼吸道疾病高发期，鼻塞、大量流涕的鼻炎患者及咽喉肿痛、咳嗽咯痰的呼吸道疾病患者，可以坚持使用冰盐水漱口，缓解不适症状。市面上的生理盐水通常是0.9%的氯化钠注射液，生活中炒菜用的盐的主要成分也是氯化钠，氯离子具有消炎、抑制细菌滋生的作用。鼻塞、大量流涕的鼻炎患者及咽喉肿痛、咳嗽、咯痰的呼吸道疾病的患者，可以坚持使用冰盐水漱口，解决不适症状。坚持使用冰盐水漱口可增强黏膜抵抗力，杀菌消炎，缓解不适症状。

具体方法为：用食盐加温开水或饮用矿泉水调制成0.9％或1.8％的盐水，提前放于冰箱冷藏，可于每天使用前取出。使用时口含适量冰盐水，在喉咙中上下滚动，保持3～5分钟后吐出，随后用清水漱口，并用棉签蘸取冰盐水擦拭鼻腔（或清洗鼻腔），每天2～3次。

17 哪些生活坏习惯容易导致免疫力下降？

在抵抗呼吸道疾病当中，预防措施做得好显得尤为重要。免疫力是人体防卫外来病毒侵袭的一种能力，免疫细胞和抗体是人体清除细菌、病毒的重要工具。中医学将机体免疫力归为"正气""元气"的范畴，并认为"正气存内，邪不可干"。而只有拥有良好的作息习惯和均衡的饮食结构，保持轻松愉悦的心情，才能维持机体免疫功能正常，让我们始终"元气满满"；反之则容易导致免疫力低下，甚至引发疾病。

不良的作息习惯

熬夜及睡眠不足，容易破坏脏腑功能的动态运行规律,导致"正气"抵御机体能力变弱,邪气乘虚而入,导致疾病发生。

膳食结构不合理

食物中的营养是维持人体各项功能正常运行的基础,当营养均衡受到破坏,脾胃功能变弱,机体生成精微物质能力不足,抵御外邪侵袭的能力将会降低。

长期精神压力

压力过大、精神紧绷、情绪波动过大,都容易影响和改变激素水平,耗伤正气,进而导致免疫力降低,并陷入恶性循环。

体育锻炼不足

缺乏运动会影响气血流通及阳气输布,也影响机体代谢的正常速度,造成废物堆积,血脉不通,导致精神萎靡、四肢乏力,继而导致免疫力下降。

其他

女性生理期血液的流失和激素水平的变化,以及患有 HIV、癌症及其他慢性疾病(糖尿病、肾病等),容易造成阳气虚弱,机体屏障功能受损,造成免疫力低下。

18 健康的生活方式可以增强免疫力?

膳食平衡

摄入足够的蛋白质、脂肪、碳水化合物、维生素和矿物质,以维持身体的正常运转,特别是富含抗氧化剂的食物,可以增强免疫系统功能。

蛋白质类

富含蛋白质类的食物主要有鱼肉、家禽、瘦肉、大豆蛋白、乳制品等等。优质蛋白质的摄入能保证机体所需蛋白质,增强机体抵御病毒和细菌的能力。

维生素和微量元素类

主要包括维生素 A、维生素 C、维生素 D 及 B 族维生素,以及钙、铁、锌、硒等,能够促进机体抗氧化功能,助推、催化机体必备物质的形成,并对肠道及消化系统有益。

益生菌及其他

益生菌可以促进机体消化及养分的吸收,而左旋肉碱、胆碱、牛磺酸等可以增强免疫细胞功能,促进机体在应对感染时的免疫功能的提高。

适度运动

选择适合自己的体育项目,坚持强度适中的运动,可以增强心肺功能,加速新陈代谢和血液循环,强化体质,增强免疫系统的功能,提高抵抗力。

睡眠充足

睡眠是身体修复和充电的重要过程,可以帮助身体恢复。每天保持 7～8 小时的睡眠时间,避免过劳,养成早睡早起的作息习惯,能保持免疫系统平衡。

乐观情绪

减轻心理压力,消除精神疲劳,合理释放自己情绪,理智表达自己观点,能够分泌更多的多巴胺,激活人体免疫功能,同时也能避免心理疾病的发生。

戒烟限酒

吸烟和过度饮酒会导致血管痉挛,损伤心肺功能,戒烟限酒能够缓解血管痉挛,减少不必要的氧耗,从而减轻心血管及呼吸系统疾病发生风险。

19 接种疫苗能预防呼吸道感染性疾病吗?

疫苗接种是预防呼吸道疾病最有效和直接的方式之一,每年 9 月至 12 月是呼吸道疾病发病的高发季节,因此也是接种相关疫苗的最佳时间。

《中国流感疫苗预防接种技术指南（2023—2024）》建议所有≥6月龄且无接种禁忌的居民接种流感疫苗。其中老年人、婴幼儿、罹患一种或多种慢性病人群、孕妇、医务人员、婴幼儿的家庭成员和看护人员、养老机构工作人员等作为高风险

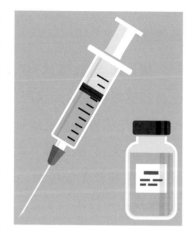

人群，更应及时接种疫苗。对于70岁及以上的人来说，由于身体免疫力的下降，容易感染流感病毒，并且一旦感染，容易引起严重的并发症，如肺炎、心脏疾病等。因此，接种疫苗来预防呼吸道疾病是非常必要的。

20 呼吸道感染性疾病的预防性疫苗有哪些？

肺炎链球菌疫苗

肺炎链球菌是我国肺炎患者中非常常见的一种呼吸道感染病原体，常发于老年人、儿童和免疫系统较弱的人群，患者往往伴有咳嗽、咳痰，甚至呼吸急促、呼吸困难症状。23价肺炎链球菌多糖疫苗对于肺炎链球菌导致的肺炎具有积极的预防作用，接种一次免疫力可持续5年。

流感疫苗

流行性感冒(流感)病毒是一种常见的呼吸道病毒,比普通感冒引发的症状严重,传染性更强,分甲、乙、丙三型,患者往往患有重度感冒、咳嗽、发热等症状,严重者容易继发肺炎、心肌炎等。接种疫苗分为全病毒灭活疫苗、裂解疫苗和亚单位疫苗,建议每年在流行季节前接种一次,免疫力可持续一年。

新冠疫苗

新型冠状病毒感染是由新冠病毒感染引起的急性传染病,患者往往有呼吸道症状、发热、咳嗽、气促和呼吸困难等,较严重者可导致肺炎、严重急性呼吸综合征、肾衰竭,甚至死亡。接种疫苗分为灭活疫苗、腺病毒载体疫苗,接种新冠疫苗能够有效降低新冠病毒的感染率。

麻疹疫苗

麻疹是由麻疹病毒引起的急性全身发疹性呼吸道传染病,传染性很强,好发年龄为 1～5 岁,典型麻疹有发热、结膜炎、上呼吸道炎症、口颊黏膜科氏(Koplik)斑及全身斑丘疹、疹退留色素斑特征,感染者容易并发喉炎、脑炎、支气管肺炎、心肌炎等疾病,甚至死亡。疫苗接种初免年龄为 8 月龄,再免年龄为 7 周岁,可以预防麻疹病毒引起的呼吸道感染。

腮腺炎疫苗

流行性腮腺炎是由腮腺炎病毒引起的以腮腺肿大为特征的急性呼吸道传染病，发病以儿童、青少年为主，多见于冬春季节。感染腮腺炎病毒会导致腮腺肿胀、口腔不适、发热、颌下淋巴结肿大、睾丸炎等。腮腺炎疫苗适用于所有8月龄以上腮腺炎易感者，抗体有效保护期可达10年。

风疹疫苗

风疹是由风疹病毒引起急性呼吸道传染病，以1～5岁儿童常见，其临床症状较轻，以发热、皮疹及耳后、枕后淋巴结肿大为特征。风疹疫苗适用于8月龄以上风疹患者，一般可维持10～30年。

21 接种疫苗前后有哪些注意事项？

疫苗虽有预防疾病的作用，但想要发挥最佳效用，在接种疫苗前和接种疫苗后要注意以下几点。

接种疫苗前

患有发热、免疫功能缺陷、过敏性体质、处于妊娠期或哺乳期以及急、慢性疾病等人群，在接种疫苗前需由医生判断是否影响接种。

部分疫苗不能同时接种,需要与下次疫苗接种间隔一定时间。如新冠疫苗通常不能与肺炎链球菌疫苗、流感疫苗、HPV 疫苗等同时接种。在接种疫苗前应如实向医生反映所患疾病及近期接种情况。同时还应避免熬夜、过劳、吸烟、饮酒等,在接种的前一天要注意保持接种部位清洁。

接种疫苗后

应原地观察 30 分钟,以便出现不良反应能够得到及时救治。若回家后出现发热、接种部位皮疹、瘙痒等不良反应,应密切观察,必要时及时就医。

保持接种部位清洁,但尽量避免当天洗澡,减少接种部位感染、疼痛的概率。饮食以清淡、易消化为主,避免食用辛辣刺激、海鲜等发物,有助于减轻或避免疫苗的不良反应。

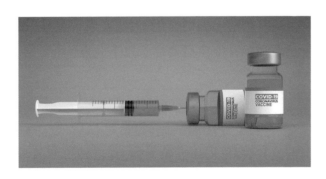

22 呼吸道感染性疾病的中医药预防方法有哪些?

中药汤剂

中药汤剂内服是中医预防呼吸道感染性疾病最为常用的方法,有助于充实正气、提高免疫力。对于有基础病的患者而言,如慢性呼吸系统疾病、免疫系统疾病、慢性消耗性疾病等均会长久耗伤人体正气,导致机体免疫功能低下或异常;中药可通过积极调理基础疾病,改善机体免疫功能,恢复人体脏腑、气血、阴阳的平衡,从而提高机体的抵抗力。

中药代茶饮

中药代茶饮是中药内服预防流感的特色方法。温病大家王孟英就主张在疫病流行时期"无论老人强弱之人、虚实寒热之体,常以枇杷叶汤代茗,可杜一切外感时邪"。中药代茶饮是将药茶炮制成粗粉,在特制的纸袋中分装,患者服用时将纸袋药渣在沸水中浸泡,去除纸袋后饮用药液,具有体积小、方便服用、溶出快的特点,最大限度地保留了中药汤剂的优势与特色,并且口感较中药汤剂温和。

中药烟熏消毒

早在人类原始社会,由于生活环境简陋导致传染性疾病频发。人类逐渐发现了一些气味芳香的植物具有驱蚊防虫、净化空气的功效,且焚燃之后效果更为显著,一定程度上可预防传染病的发生。后来苍术、艾叶等芳香药物成为烟熏消毒的常用药物,并且具有操作简单、作用范围广的优点,可区域性预防流感发病。需要注意:传统烟熏过程中会产生一些刺激性烟雾,会引起部分敏感患者不适或引发呼吸道症状,须遵医嘱使用。

中药香囊

中药香囊来源于古代的"衣冠疗法",是指将具有芳香辟秽、祛邪解毒功效的药物佩戴于胸前或放置在经常活动的范围内,借助口鼻黏膜、肌肤毛窍、经络穴位处吸收以预防流感发生。使用时既可随身佩带,又可挂于室内、车内,既美观又方便。

中药鼻咽给药

《温疫论》中指出"盖温疫之来,邪自口鼻而入",强调了鼻咽部屏障作用在疫病预防中的重要意义。事实上流感病毒首要侵袭上呼吸道,若鼻咽部黏膜破损,病毒则易乘虚而入,如不干预,病邪则进一步深入,导致机体

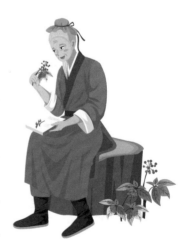

发病。因此，一些中药气雾剂、中药滴鼻剂可针对鼻咽部进行治疗，不仅有保护鼻咽部黏膜的屏障作用，预防流感，还可把早期侵犯机体的病毒消灭在萌芽时期，阻止其发病。

23 如何应用中医治未病理念增强人体抵抗力？

中医治未病讲究未病先防，即通过顺应自然、养性调神、护肾保精、体质锻炼、调摄饮食等方式，增强正气，预防疾病。中医治未病的基本原则是调理身体、增强体质、提高免疫力等，具体的方法包括饮食调理、运动锻炼、调畅情志、避免过度劳累等。

饮食均衡

《黄帝内经》有云："五谷为养，五果为助，五畜为益，五菜为充，气味和而服之，以补精益气。"也就是说，要吃有营养的食物，如鸡蛋、牛奶、牛肉、鱼、虾等优质蛋白质，同时补充富含维生素的水果、蔬菜，如苹果、橙子、香蕉、猕猴桃、葡萄、西红柿、黄瓜等。还要注意尽量避免大量摄入辛甘厚味的食物，要适量、适时、适口，营养均衡。

调整作息

作息习惯应该顺应自然规律，早睡早起，保持充足的睡眠,避免过度劳累。此外,11:00～13:00 为心经循行时间,23:00～1:00 是胆经循行时间,睡好子午觉也是保持精力、维持健康的关键。养成规律的作息习惯,有利于身体健康。

增强锻炼

中医以阴阳、脏腑、气血、经络等理论为基础,以养精、练气、调神为运动的基本要点,增强体育锻炼,如五禽戏、八段锦、太极拳等,可以使意念、呼吸和躯体相配合,即达到所谓意守、调息、动形的统一。长期的体育锻炼,还可使形神兼备,百脉流畅,脏腑谐调,达到"阴平阳秘"的状态。

调畅情志

"五志"即怒、喜、思、忧、恐,分别对应着人体内的肝、

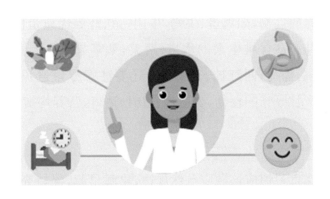

心、脾、肺、肾五个脏腑。情志内伤可导致脏腑功能失调，脏腑功能失调又会反过来影响情志的变化。"喜则气和志达，营卫通利"，意思是说喜悦的情绪有利于气血流通和脏腑功能的正常发挥，保持好心态、好心情对预防疾病的发生至关重要。

24 如何根据体质特点进行调理，以提高呼吸道抗病能力？

中医体质主要分为平和质、气虚质、阳虚质、阴虚质、痰湿质、湿热质、血瘀质、气郁质和特禀质九种类型。每种体质有其独特的特点，根据体质特点调理身体，可提高呼吸道抵御细菌、病毒的能力。

平和质

阴阳气血调和，以体态适中、面色红润、精力充沛等为主要特征。在呼吸道疾病高发期，应继续保持规律作息，适当运动，避免吸入有害气体。

气虚质

元气不足，以疲乏、气短、自汗、咳嗽、无力等气虚表现为主要特征。日常应注意保暖，避免过度劳累，可适当选用西洋参、黄精、黄芪泡水代茶饮，同时进行太极拳、八段锦等运动增强体质。

阳虚质

阳气不足,以畏寒怕冷、手足不温等虚寒表现为主要特征。注意避免过多摄入生冷食物,可用当归、生姜等中药材煮羊肉汤喝。

阴虚质

阴液亏少,以口燥咽干、手足心热等虚热表现为主要特征。日常保持室内湿度适中,避免刺激性食物,可多食用百合、银耳等养阴食物。

痰湿质

痰湿凝聚,以形体肥胖、腹部肥满、痰多黏腻、口黏苔腻等痰湿表现为主要特征。饮食清淡,避免油腻食物,可食用冬瓜、陈皮等祛痰湿食物。若痰多难咯,可使用橘红化痰颗粒,有清肺化痰之功。

湿热质

湿热内蕴,以面垢油光、口苦、苔黄腻等湿热表现为主要特征。避免潮湿环境,少吃辛辣食物,可食用薏苡仁、绿豆、苦瓜等清热利湿食物。

血瘀质

血行不畅,以肤色晦黯、舌质紫黯等血瘀表现为主要特征。建议适当运动,通行血脉尚需医生辨证调治。

气郁质

气机郁滞,以神情抑郁、忧虑脆弱等气郁表现为主要特征。保持心情舒畅,避免精神刺激,可进行瑜伽等放松身心的运动。

特禀质

先天失常,以生理缺陷、过敏反应等为主要特征。调理需遵医嘱。

25 针对儿童的保护呼吸道健康的措施有哪些?

食疗

儿童"脏腑娇嫩,形气未充",生理功能尚不健全,机体脏腑状态还处于生长发育阶段,因此机体往往容易受到寒湿疫戾邪气侵袭,引发呼吸道疾病。如出现咳嗽、咳痰轻症时,可采用食疗方法,如生姜或百合、贝母炖梨,也可适当服用糖浆、膏剂等中成药进行防治。切忌过食辛辣刺激食物及肥甘厚腻,易损伤脾胃,影响肺脏功能。

小儿推拿

小儿推拿是一种较好的可以提高机体抗病能力,抵御细菌、病毒侵袭的方法,小儿易于接受。在进行捏脊、穴位按摩时要注意力度要适中,时间及频率也不宜过长,建议一周2～3次为宜。此外,也可通过佩戴中药香囊进行疾病预防。

接种疫苗

对于儿童,尤其是抵抗力较差的儿童,建议接种相应的疫苗预防呼吸道疾病。

均衡营养

家长要帮助儿童形成良好的饮食习惯,注意膳食平衡,不要挑食,2岁以内的宝宝尽量母乳喂养。儿童要注意增加微量元素锌,以及维生素A的摄入,避免因体内缺乏微量元素锌或维生素A,导致小儿抵抗力下降,发生反复性呼吸道感染。

儿童新陈代谢快,且活泼好动,应密切关注幼儿活动度,注意适当增减衣物。

26 针对老年人的保护呼吸道健康的措施有哪些?

食疗

老年人随着生理功能的衰退,气血阴阳、津液代谢等多处于流失或亏虚状态,因此罹患慢性虚损性疾病、退行性疾病者居多,故多伴有气虚、阴虚的症状,也是呼吸系统疾病的易感人群。平时除注意养生和适当活动外,可配合食用西洋参、贝母、枸杞子、荸荠、百合等中药冲泡或熬煮以滋养肺之气阴。

运动与饮食

患有心脑血管基础疾病患者,不宜剧烈运动,应以轻柔、缓和的有氧运动为主,如太极拳、八段锦、走路等。需要注意的是,运动时间和频率不宜过长,每天半小时到1小时为宜。老年人要注意防寒保暖,饮食多以清淡、易消化食物为主,注意补充优质蛋白质。

接种疫苗

体质较差的老年人,建议积极接种相关疫苗以防感染后发展为重症。对于有心脑血管等基础病的人群,要密切关注感染疾病后症状,如出现重症请及时就医。

日常调护

要注意补充水分,适当引用冰糖梨水、萝卜汁或新鲜果汁,以润肺生津,也可常备预防感冒的中成药在必要时服用,增强免疫力。此外,老年人体质相对较弱,注意每天开窗通风的时间不宜过长,切忌吹过堂风。

27 预防呼吸道感染性疾病,家中可提前预备哪些中成药?

玉屏风颗粒

能增强机体免疫力,具有益气固表的作用。可用于预防感冒、哮喘、慢性支气管炎等疾病。

板蓝根颗粒

具有清热解毒、凉血利咽的功效。可用于预防和治疗感冒、上呼吸道感染等病症。

银翘解毒片

具有清热解毒、疏风解表的作用。可用于治疗风热感冒、咳嗽、口干、咽喉肿痛等病症。

防风通圣丸

具有解表通里、清热解毒的功效。可用于治疗外感风寒、咽干咽痛、咳嗽等病症。

宣肺败毒颗粒

具有宣肺化湿、清热透邪、泻肺解毒的功效。可用于湿毒郁肺所致的疫病，症见发热，咳嗽，咽部不适，喘促气，乏力，纳呆，大便不畅；舌质暗红，苔黄腻或黄燥，脉滑数或弦滑。

注意事项

中成药的使用需要遵循医生的建议，不同的药物适用的人群和症状也不同。此外，预防呼吸道疾病还需要注意保持室内空气流通，加强锻炼，增强免疫力。

28 对呼吸道有保护作用的药膳、茶饮可常用哪些？

中医认为有一部分药物和食物是相互关联的，也就是药食同源。药食同源是指许多食物既可以作为食材食用，也具有一定的药用价值，如山楂、枸杞子、红枣等，既可食用也可药用。通过合理的饮食搭配，可以达到调理身体和治疗疾病的目的。同时药食同源的观念也强调了饮食对人体健康的重要性,应注重饮食的合理性和科学性。

中医认为,合理饮食能够保持人体的阴阳平衡,从而使人体的各项生理功能正常运行。食物和药物一样,都具有各自的属性,需结合个人的体质,"气味和而服之"。如寒凉性食物可以清热泻火,温热性食物可以温中散寒。合理搭配饮食结构可以增强人体的抵抗力,预防疾病的发生,如生姜可以用于治疗感冒,山楂可以用于治疗消化不良等。以下推荐几款适合呼吸道疾病的药膳。

甘蔗南荸止嗽饮

生甘蔗剥皮,10 厘米一段,取 2～3 段;南荸剥皮,3～4 个;鲜芦根 30 克,共煮水,当水饮,日常服用。

用于流感前预防,流感后康复。有滋阴润肺、止嗽化痰之功效。

百合银耳雪梨汤

干百合提前浸泡 3～5 小时,泡好后洗去杂质备用,锅中放入银耳、雪梨至七分熟后,再放入百合一起炖煮,至软烂放入适当冰糖调味。

百合性寒,味甘,属心、肺经,有滋阴润肺之功,适用于肺燥伤阴,咳嗽有黏痰甚至带血丝的患者。

粳米太子参/荆芥粥

粳米可分别与太子参、荆芥一起熬粥。

粳米太子参具有益气养肺、防治流感的作用,适用于体虚者预防感冒。荆芥粥能养肺祛风、宣肺止咳,适合有慢性支气管炎或咳嗽患者调养预防。

玉竹食疗汤膳

玉竹是南方地区常用的煲汤药材,搭配薏米、山药、桂圆、百合、莲子等,是润燥的食疗汤膳。玉竹也可与肉类炖煮,较为滋补且不易上火。

代茶饮

若感冒咳嗽以干咳为主,可取荸荠 5 克,贝母 5 克,梨皮 10 克,沙参 5 克,用小火熬或开水冲泡,代茶饮用。可起到润肺止咳平喘之功。

若感冒愈后遗留咳嗽、咳痰小尾巴,可取玄参、麦冬、桔梗各 5 克,甘草 2 克,用小火熬或开水冲泡,代茶饮用。可养阴润肺、化痰止咳。

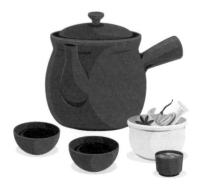

清感冬饮,日常可以

冲泡1～2袋,当作茶饮。特别是对有呼吸道问题的人群最为适宜,可含入口中,小口慢慢咽下,起到润嗓的作用。

对于咽干、咽痛的症状,常用的中药有葛根、玉竹、玄参、百合、金银花、连翘、板蓝根、胖大海等,可以泡水饮。

对于咳嗽的症状,常用的中药有杏仁、浙贝母、桑叶等。

29 常用的呼吸道保健穴位有哪些?

常用的呼吸道保健穴位有太渊穴和风池穴。太渊穴位于手腕横纹桡侧尽头,按摩这个穴位能够充盈肺气,对呼吸道有保健作用。风池穴则位于后颈部,后头骨下,两条大筋凹陷处,按压风池穴时会有酸胀感,可以预防感冒,对颈椎病的治疗也有较好的效果。除了太渊穴和风池穴,还有以下常见的呼吸道保健穴位。

肺俞穴

位于第3胸椎棘突下,旁开1.5寸,具有宣肺通络的作用。

合谷穴

位于手背,第1、第2掌骨间,当第2掌骨桡侧的中点处。具有通络止痛、解表退热的功效。

膻中穴

位于前正中线,平第 4 肋间,两乳头连线的中点。具有宽胸理气、生津增液的功效。

中府穴

在胸前壁的外上方,云门下 1 寸,平第 1 肋间隙,距前正中线 6 寸。具有肃降肺气、和胃利水、止咳平喘、清泻肺热、健脾补气的功效。

天突穴

在颈部,当前正中线上,胸骨上窝中央。具有宽胸理气、清咽利喉、降逆止呕的功效。

列缺穴

在前臂桡侧缘,桡骨茎突上方,腕横纹上 1.5 寸处。具有宣肺解表、通经活络、通调任脉的功效。

此外,针灸治疗是一种有效的缓解咽干、咳嗽和嗓子痛的方法。常用的穴位有天突、肺俞、合谷等,可以通过针刺或者艾灸进行治疗。

30 练习八段锦、太极拳等中医类保健运动需注意什么？

八段锦和太极拳都是传统的健身运动,在练习的过程中,要注重动作与呼吸的配合。随着练习的深入,呼吸会慢慢变得悠长,动作也会随之缓下来。在初学阶段,建议跟着口令音乐进行练习,关于练习的时间和强度,有如下建议。

练习时间

八段锦和太极拳都比较注重呼吸的结合,所以最好选择在比较安静的时间段进行练习,例如清晨或傍晚。清晨练习有助于促进阳气的生发,而傍晚练习则有助于调节机体免疫功能。但具体的练习时间还应根据个人的实际情况来选择,如果早上时间紧张,也可以考虑在下午5～7点气温相对凉爽的时间段进行练习。

需要注意:练习应在饭后半小时再进行,以免影响消化。

练习强度

关于八段锦和太极拳的练习强度,可以根据个人的身体状况和时间来决定。如果时间允许,建议每天练习1～3次,每次练习1～3遍。每遍需要将所有的动作分别重复 6～8 次,中间休息 2～5 分钟,然后再进行下一遍的练习。

刚开始练习时,建议循序渐进,对于身体状况不佳或时间不足的人,可以适当减少练习的遍数,每次练习 15～20 分钟。

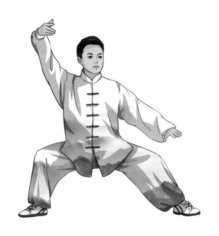

第三章

呼吸道感染性疾病的中西医治疗

中西医结合治疗呼吸道感染性疾病优势明显。本章围绕呼吸道感染性疾病的常用药物、治疗原则及注意事项等几个方面,全面解析中西医在治疗呼吸道感染性疾病中的常见问题。

治疗

31 对于急性呼吸道感染，常用西药有哪几类？

根据治疗目的的不同，急性呼吸道感染的常用西药可分为对症治疗药物和病因治疗药物两类。

对症治疗药物

主要包括解热镇痛药、抗鼻塞、抗过敏的复方制剂和镇咳药。

解热镇痛药：伴有头痛、发热、全身肌肉酸痛等症状者，可使用对乙酰氨基酚、布洛芬等解热镇痛药。

抗鼻塞、抗过敏的复方制剂：伴有打喷嚏、流鼻涕等症状的患者，可选用马来酸氯苯那敏、氯雷他定或苯海拉明等抗过敏药物；有鼻塞、鼻黏膜充血、水肿、咽痛等症状者，可选用盐酸伪麻黄碱等具有选择性收缩上呼吸道黏膜血管的药物。

镇咳药：咳嗽症状较为剧烈的患者，酌情使用右美沙芬、可待因等镇咳药。

病因治疗药物

主要包括抗病毒药和抗菌药。

抗病毒药：甲型及乙型流感病毒感染用奥司他韦、利巴韦林等药物抗病毒治疗。呼吸道合胞病毒、腺病毒感染用利巴韦林、阿昔洛韦等药物抗病毒治疗。副流感病毒感染用奥司他韦、利巴韦林、阿奇霉素等药物抗病毒治疗。

抗菌药：单纯病毒感染无需使用抗菌药物，有白细胞计数、降钙素原等指标高于正常值，咽部脓苔、咳黄痰等细菌感染证据时，可酌情使用青霉素、头孢菌素、大环内酯类或喹诺酮类抗菌药。支原体感染一般建议使用阿奇霉素、四环多西霉素等药物进行治疗。

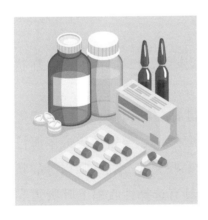

要强调的是，在治疗急性呼吸道感染的过程中，务必遵循正确的用药原则，并在专业医师的诊断和指导下进行用药。

32 抗菌药物的使用指征是什么？

抗菌药物主要用于诊断为细菌性感染的呼吸道疾病患者。根据患者的症状、体征、实验室检查或放射、超声等影像学结果，诊断为细菌、真菌感染者可应用抗生素。

由结核分枝杆菌、非结核分枝杆菌、支原体、衣原体、螺旋体、立克次体及部分原虫等病原微生物所致的感染亦有应用抗生素指征。病毒性感染者无应用抗生素指征。

抗菌药物也可以作为预防性用药，用于尚无细菌感染征象但暴露于致病菌感染的高危人群。

以下情况，原则上**不应**预防性使用抗菌药物：

• 普通感冒、麻疹、水痘等病毒性疾病。

• 昏迷、休克、中毒、心力衰竭、肿瘤、应用肾上腺皮质激素等患者。

• 留置导尿管、留置深静脉导管以及建立人工气道（包括气管插管或气管切口）患者。

应当注意的是，抗菌药物要在专业医师指导下合理用药，不建议自行使用抗菌药物作为预防用药。

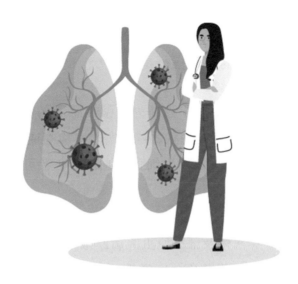

33 使用解热镇痛抗炎药的注意事项有哪些？

常见的解热镇痛抗炎药，主要包括阿司匹林、对乙酰氨基酚、布洛芬等，在呼吸道感染中常用于缓解发热和各种疼痛症状。使用此类药物应注意以下事项。

禁服或慎服的情况

下列情况应禁服或慎服解热镇痛抗炎药：对阿司匹林或其他解热镇痛抗炎药过敏者；应用华法林、肝素等抗凝剂，或者患者存在血小板减少的情况；肝肾功能不全者；伴有严重高血压和充血性心力衰竭者；妊娠和哺乳期妇女。

勿同时使用两种以上药物

应避免两种解热镇痛抗炎药同时使用，以及不必要的大剂量、长期应用。过量用药，并不会增强治疗效果，反而会使副作用显著增加。需要长期用药时，应在医师或药师指导下使用，用药过程中注意监测可能出现的各系统、器官和组织的损害。

餐后服用

解热镇痛抗炎药应当在餐后 30 分钟左右口服，以降低药物对胃肠道的刺激。用药期间不宜饮酒，避免增加对肝肾的损害和对胃肠道黏膜的刺激。服药期间，如出现严重的胃痛、恶心、呕吐、腹痛及柏油便时，应立即停药并到医院就诊。

用药前征求医生意见

针对患有基础疾病或长期服用其他药物的患者，在

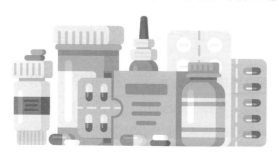

应用解热镇痛类抗炎药物时,建议事先征求专业医生意见,以免造成不良反应和药物相互作用。

34 在急性呼吸道感染中,氧疗和吸入治疗有什么作用?

在急性呼吸道感染的治疗中,氧疗和吸入治疗是常用的方法。

氧疗是通过给患者提供额外氧气,提高患者血液中的氧含量,从而改善呼吸道的通气状态,促进氧在体内的运输和利用,缓解缺氧症状,有助于减轻呼吸不适,提高患者的生活质量。

吸入治疗是通过湿化和雾化两种方式,利用湿化装置或气溶胶发生装置,将药物或生理盐水递送至呼吸道黏膜表面,使其迅速发挥作用,达到局部治疗的效果。这种方法可以直接作用于病灶部位,药物用量少,副作用小,并能避免全身用药带来的不良反应。

35 呼吸道感染性疾病引起的发热,应如何应对?

发热会导致身体失水,因此应适当多喝水,保持身体的水分充足。在进食少或出汗多的情况下,可以适量喝点淡盐水或电解质水,维持体内的水电解质平衡。

采用物理降温的方法帮助降低体温。首选温水擦拭法。将浸泡过温水的毛巾拧至半干,擦拭患者颈部、腋窝、大腿根等大动脉流经部位,也可以擦拭四肢和背部,从而达到降低体温的效果。不推荐使用酒精或冷水擦拭体表。

当成人体温高于38.5℃或儿童体温高于38.2℃时,可使用对乙酰氨基酚、布洛芬等解热镇痛类抗炎药以助退热,需遵照医嘱或药品说明书使用药物。

民间常用捂汗的方式应对呼吸道感染性疾病所引发的发热,然而,这种方式往往仅能带来体温的短暂降低,还可能导致机体脱水和水电解质失衡的不良后果。因此,不建议采用这种方式来应对发热的症状。

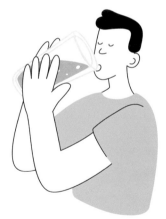

在体温上升阶段,患者会感到明显寒意,此时可以加盖一层薄被。随着体温逐渐升高,当患者感觉身体发热时,应适当减少衣物,以缓解不适。若高热持续数日,或症状明显加重时,应及时到医院就诊。

36 急性呼吸道感染为什么强调早期治疗和治疗要彻底？

急性呼吸道感染的早期治疗至关重要。早期治疗不仅有助于迅速缓解发热、咳嗽等症状，减轻患者不适，使患者尽快恢复健康，更重要的是可有效预防病情进一步加重，降低肺炎、病毒性心肌炎、肾小球肾炎等并发症的发生风险。对于儿童和老年人，以及患有冠心病、高血压、糖尿病、慢性支气管炎等基础疾病的患者，更应注重早期治疗，避免感染导致基础疾病的加重。

在急性呼吸道感染治疗期间，应确保在医生的指导下，使用足够的药物剂量和完成整个治疗方案，以彻底消灭病原体，防止其耐药性的产生。如果治疗不彻底，可能

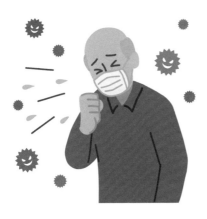

导致病原体在体内持续存在，引起感染反复发作，并增加耐药性的风险。此外，不彻底的治疗可能导致咳嗽、疲乏、多汗等症状持续存在，对患者的生活质量造成长期的负面影响。

37 服用抗流感药可以替代流感疫苗吗？

抗病毒药物如奥司他韦和玛巴洛沙韦无法替代流感疫苗在预防流感方面的作用，仅作为紧急临时预防措施。接种流感疫苗是预防和控制流感最为有效且最具成本效益的策略。针对高危人群（包括孕妇、6 个月至 5 岁儿童、老年人及患有基础疾病的群体）、卫生保健工作者和护理人员，建议在流感高发期来临前进行一次流感疫苗接种。

值得注意的是，玛巴洛沙韦可能对流感减毒活疫苗的复制产生抑制作用，从而影响疫苗的疗效。因此，在接种前 17 天使用过玛巴洛沙韦者不宜接种减毒活流感疫

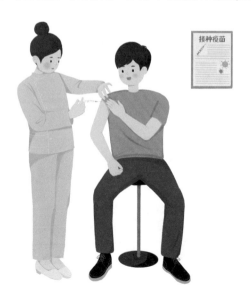

苗。然而,服用玛巴洛沙韦并不会对灭活流感疫苗的接种产生影响。

38 呼吸道感染性疾病"扶正祛邪"的治疗原则是什么?

中医理论认为,呼吸道感染性疾病多由体内正气不足,六淫邪气或时行疫毒乘虚而入所致,故中医治疗呼吸道感染性疾病应以扶正祛邪为治疗原则。扶正和祛邪是相辅相成的两个方面,通过增强正气,从而驱邪外出,此为"正胜邪自去";通过消除邪气而达到保护正气的目的,此为"邪去正自安"。此外,在治疗过程中,需要分析正气

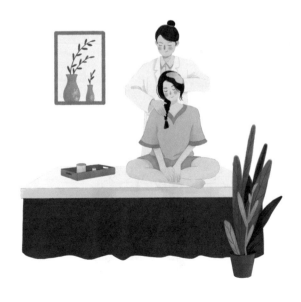

与邪气孰强孰弱，分清主次，决定扶正或祛邪之法的运用，以"扶正不致留邪，祛邪不致伤正"为度。

39 呼吸道感染性疾病"三因制宜"的治疗原则是什么？

"三因制宜"是中医治疗呼吸道感染性疾病的重要原则，包括因时制宜、因地制宜和因人制宜三个方面。

因时制宜

呼吸道感染性疾病的发生与季节关系密切，尤以秋冬、冬春交际之时高发。季节变换对人体生理活动及病理变化的影响不同，所以治疗呼吸道感染性疾病时，要结合季节和气候特点来分析病机和指导治疗用药。如秋季气候干燥，人体津液相对不足，不宜过用辛温燥烈之品耗伤气阴。冬季气候寒冷，人体阳气不足，当慎用药性辛凉苦寒之品，以防伤阳更甚，此即因时制宜。

因地制宜

要根据不同地区的地理特点考虑治疗原则，不同地区的地理环境气候、生活习惯等各不相同，使得不同地区人群的生理活动和病理变化特点也不尽一致，所以治疗用药应有所差别。如西北地势高，气温低，病多燥寒，此时苦寒之剂必须慎用；东南地势低，气候多雨，病多温热或湿热，此时过于温热或滋腻助湿的药物应当慎用，此即因地制宜。

因人制宜

要根据患者的年龄、性别、体质等不同特点来制订适宜的治疗方法。不同年龄段的人群患病特点不一样，比如小儿体质娇嫩，用药量不宜过猛；老年人气血衰弱，用药量不宜过大。不同性别的人群病机特征也不一样，比如女性有经、带、胎、产等特殊生理现象，在用药上也应该有所考量，此即因人制宜。

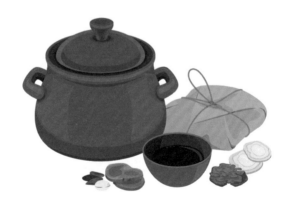

40 呼吸道感染性疾病是如何进行"辨证论治"的？

中医的辨证论治是指通过四诊合参的诊查方法以确定疾病及其证候，再根据患者的具体情况使用合适的治疗方法，主要包括"辨证"和"论治"两个部分。

辨证

呼吸道感染性疾病多因外感六淫等邪气从口鼻、皮毛腠理而入，正气不足而发病，病位在表。通过中医望、闻、问、切的诊查方法，对患者的临床表现进行综合分析，最终判断疾病的病机和证候类型等，即为"辨证"。

论治

根据证候选择相应的治法，如证属风寒者用辛温解表法，证属风热者用辛凉解表法，证属暑湿者用清暑解表法等，此即为"论治"。

41 "先症而治"是什么意思？

中医的"先症而治"是强调在疾病发生或发展之前，有时临床表现不明显或缺乏，但通过观察和掌握疾病的本质和发展趋势，采取相应的预防和干预措施，将治疗关口前移，截断病势，防止疾病的发生或减轻其严重程度。"先症而治"亦是针对疾病高危人群的一系列积极干预手段，体现了中医"治未病"思想。在临床实践中，"先症而治"主要应用于以下几个方面。

未病先防

有些疾病于发生前常常会出现一些先兆症状或体质偏颇,此时采取相应的预防措施,可以防止疾病的发生。例如,对于体虚易感的人来说,可以适当增加营养、加强锻炼,并服用中药代茶饮,以增强体质、充实正气,预防疾病的发生。

既病防变

当疾病已经发生后,采取"先症而治"的方法,可以防止病情进一步恶化或传变他脏。例如,感冒初期出现喉咙痛、口干等症状时,及时采用清热解毒、利咽解毒的药物进行治疗,可以控制病情的发展,防止病情进一步加重。尤其是针对老年患者一类的高危人群,其从无症状

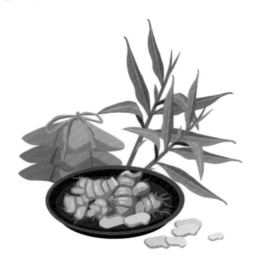

到有症状是一个渐进过程,结合现代医学的检测方法及早用中医药进行早期干预,可有效避免患者发展为重症,从而避免或减少患者死亡。

42 什么是"肺肠同治"?

中医认为人是一个整体,人体的各个脏器结构上不可分割,功能上相互协调,病理上相互影响。肺与大肠,一脏一腑,互为表里,关系尤为密切。肺脏主要负责机体的呼吸,一吸一呼之间体现了肺脏的宣发和肃降的功能;而大肠主要负责通腑气,将消化后的食物残渣和代谢废物排出体外,这依赖于大肠的传导功能。肺脏的宣发肃降功能与大肠的传导功能之间相互配合,使得人体气机上下通畅;无论哪一方出现了问题,都会影响彼此,导致肺肠同病。

比如在呼吸系统感染性疾病中,常见咳嗽经久不愈会导致便秘、腹胀、食欲不振等症状出现。而对于一些有习惯性便秘的老年患者,在发生肺感染后,若大便继续多日不解,便会引起咳嗽、咳痰加重、呼吸氧合水平持续较低。此时单独治肺或单独治肠都是不全面的,应该肺脏和大肠兼调。

临床实践证明,一些高热不退、顽咳不止而又兼便秘的人,采用通便的方法,不仅热退,其他症状也好了,既能够通过通腑泄热达到治疗肺炎的目的,又能够阻断疾病的发展,防止呼吸衰竭的发生,尤其对于病情严重且已经进行呼吸机治疗的重症患者具有重要的意义。

43 中药能够杀灭呼吸道病毒吗?

中药在防治呼吸道病毒感染方面具有一定的作用,但其主要机制并不是直接杀灭病毒,而是通过调节人体的免疫功能、抑制病毒复制、减轻炎症反应等机制来对抗呼吸道病毒感染。

例如,一些中药如板蓝根、金银花、连翘等被认为具有清热解毒、抗菌消炎的作用,可有效缓解咽痛、咳嗽等症状,并有助于缩短病程。但是,这些中药并非以直接杀灭病毒为主,其作用机制主要是通过调节人体的免疫系统来增强身体对病毒的抵抗力,抑制病毒复制,减轻或逆转病情,其优势也直接体现在临床疗效可靠、不良反应少、不易导致耐药等方面。

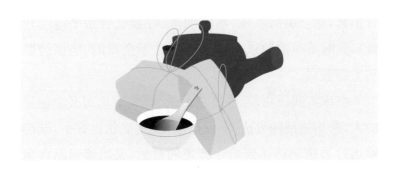

44 急性呼吸道感染的常用中成药有哪些?

表 2　急性呼吸道感染的常用中成药

	药　名	功　效	主　　治
风寒感冒	荆防颗粒	发汗解表,散风祛湿	均可用于风寒感冒,以恶寒发热、头身疼痛、无汗、鼻塞流清涕、咳嗽为主要表现。若伴咽干、咽痛,推荐感冒清热颗粒;头重而痛、肢体酸痛的症状尤为突出者,推荐九味羌活颗粒
	风寒感冒颗粒	解表发汗,疏风散寒	
	感冒清热颗粒	疏风散寒,解表清热	
	九味羌活颗粒	疏风解表,散寒除湿	
风热感冒	双黄连口服液	疏风解表,清热解毒	均可用于风热感冒,症见发热头痛、咳嗽、口干咽痛、鼻塞流浊涕等。兼有恶风者,推荐银翘解毒颗粒;兼有肌肉酸痛者,推荐抗病毒口服液;咳嗽较剧者,推荐疏风解毒胶囊
	银翘解毒颗粒	疏风解表,清热解毒	
	疏风解毒胶囊	疏风清热,解毒利咽	
	板蓝根颗粒	清热解毒,凉血利咽	用于急性扁桃体炎,以咽喉肿痛、口干咽燥为主要表现
流行性感冒	抗病毒口服液	清热祛湿,凉血解毒	用于流行性感冒,以发热、头痛、肌肉酸痛为主要表现,兼有咳喘、鼻塞流涕、咽干咽痛等症状。大便秘结者,推荐连花清瘟胶囊;大便通畅者,推荐金花清感颗粒
	连花清瘟胶囊	清瘟解毒,宣肺泄热	
	金花清感颗粒	疏风宣肺,清热解毒	

续　表

药　名	功　效	主　治
小儿感冒颗粒	疏风解表，清热解毒	均可用于小儿风热感冒，症见发热、头痛、鼻塞流涕、咳嗽痰黄、咽喉肿痛。伴脘腹胀满、便秘或大便酸臭者，推荐小儿豉翘清热颗粒；高热、便秘者，推荐小儿热速清颗粒；伴有恶风、鼻塞流涕、全身疼痛者，推荐小儿柴桂退热颗粒；咳喘较剧者，推荐小儿肺热咳喘口服液
小儿豉翘清热颗粒	疏风清热，行滞通便	
小儿热速清颗粒	清热解毒，泻火利咽	
小儿柴桂退热颗粒	发汗解表，清里退热	
小儿肺热咳喘颗粒口服液	清热解毒，宣肺化痰	

(左侧标注：儿童常用中成药)

---

45 几种中成药可以一起吃吗，效果会叠加吗？

中成药的联合使用需要遵循医嘱，医生会根据患者的具体病情以及药物之间可能产生的相互作用来决定是否需要联合使用。

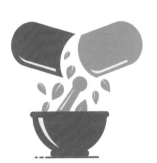

中成药的药物组成功效主治禁忌并不相同，部分药物说明书明确指出不宜与滋补性中药同时服用。如果多种中成药混合服用，可能因作用相互干扰而影响治疗效果，严重者甚至发生不良

反应。

如果患者病情需要服用多种药物治疗，应在医生指导下采取分次服用的方式，即服用一种中成药后尽量间隔2～3小时后再服用另一种中成药，以避免药物之间的相互作用，从而影响治疗效果。

46 中医治疗呼吸道感染性疾病是否有"通治方"？

"通治方"是指通治某些病证的主方，具有疗效较为确切、药性相对平和及照顾病况全面的特点。它是在辨病论治和辨证论治理念的指导下，基于病证的共性规律，经过大量实践验证的可用于治疗某类特定病证群体的首选效验方。

呼吸道感染性疾病具有致病因素明确、易经呼吸道传播、临床症状相似的特点，而通治方能够把握呼吸道感染性疾病的病因、病机及致病特点，针对其核心病机及其共性特征进行组方，能够在短时间内迅速普及治疗药物，覆盖大量人群，既能有的放矢地针对主要人群，避免防治重点的偏移，又能有效截断病势、防止传变、保护易感人群。

中医的"通治方"有效但不是"包治方"，对于少数素体虚弱、病情复杂或较重的人群，则应在通治方的基础上进行辨证论治，在方剂中实施加减，方能获得最佳疗效。

47 针灸推拿在呼吸道感染中能够发挥什么作用？

呼吸道感染属中医"感冒""时行感冒""咳嗽"等范畴，因病邪从皮毛腠理、口鼻而入，肺卫不固而发病，病位在表。针灸、推拿可通过刺激体表穴位，调畅经络，发挥因势利导、趋邪外出的作用。

疾病初期

针灸推拿的治疗重点在于缓解发热症状。针灸通过双向调节免疫系统、抗炎及改善呼吸系统功能，对急性呼吸道感染具有显著疗效。刺络放血大椎、少商，或温和灸大椎、合谷、曲池等穴位均能有效降低体温。推拿以其操作简便、无不良反应的优势，在小儿呼吸道感染疾病中应用广泛，使用清肺经、退六腑、清天河、推三关等手法，能够显著缓解小儿发热、咳喘、便秘等症状。

康复阶段

若患者仍表现出神疲乏力、咳嗽咳痰、食欲不振等症状，则关键在于调养正气，防止疾病复发。重视运用足三里、关元、气海、中脘、阴陵泉、肺俞等穴位，通过针灸和推拿发挥疏通经络、调和脏腑、平衡阴阳的功效，促进疾病痊愈。

48 呼吸道感染性疾病常用中医外治法有哪些?

中药香囊

香囊是中药芳香疗法的一种形式,利用部分中药特有的气味芳香之性,将中药研成细粉,装入特制的布袋中,佩戴在身上或放置在室内,通过口鼻吸入、皮肤吸收,发挥芳香辟秽、化浊解毒的作用,可用于防治呼吸道感染性疾病。常用的中药有藿香、薄荷、苍术、白芷、川芎、羌活等。

艾灸疗法

艾灸是一种传统的中医疗法,通过燃烧艾叶对人体特定穴位进行热刺激,以调整人体的生理病理状况,达到防病治病及养生之目的。对于呼吸道感染性疾病,艾灸可以刺激人体穴位,增强机体免疫力,促进炎症吸收,缓解症状。常用的穴位有肺俞、大椎、风门等。

拔罐疗法

拔罐是通过负压原理吸附在人体皮肤上,形成局部瘀血,以达到通经活络、行气活血、消肿止痛等作用的一种中医疗法。对于呼吸道感染性疾病,拔罐可以刺激背部穴位,提高机体免疫力,同时也能排出体内的湿气和寒气,缓解症状。常用的穴位有肺俞、脾俞、肾俞等。

刮痧疗法

刮痧是一种以中医皮部理论为基础的疗法,通过刮痧器具刮拭人体皮肤一定的部位,使皮肤出现充血、红晕等现象,以刺激局部血液循环、舒筋活络、通畅气血,有助于排出体内的毒素和湿气,缓解呼吸道感染性疾病的症状。常用的部位有背部、胸部、四肢等。

中药足浴

中药足浴是一种传统的中医疗法,通过中药药液浸泡双足,使药物透过皮肤黏膜吸收,发挥药效,以达到养生保健、预防疾病的目的。对于呼吸道感染性疾病,中药足浴可以促进人体血液循环、加快新陈代谢、增强机体免疫力,有助于缓解症状。常用的中药有艾叶、紫苏叶、生姜等。

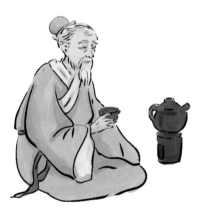

外治之法,可单独使用,亦可与内服药合用以增强疗效。但应在医生指导下选用,以免助邪或耗伤正气。

49 儿童使用中药应该注意什么？

在儿童服用中药的过程中，应注意结合儿童"全而未壮"之体质特征，祛邪兼护其正气，用药方式上遵循"少量多次频服"的原则。针对幼儿群体，每次给予的剂量应在 50～100 毫升；针对年长儿童，每次剂量应在 150～300 毫升。药物服用时间通常安排在饭前或饭后半小时至一小时之间。

根据中药的不同功效，服药时间也有所区别。补益类药物宜在饭前服用，消食类药物宜在饭后服用，安神类药物宜在睡前服用，通便类药物宜在空腹时服用，止泻类药物则需根据病情，在泻止后停服。

在服药期间，患儿应忌口，避免食用油腻、生冷、辛辣刺激等食物。若在服用中药期间出现汗多、大便次数增多的情况，应增加患儿的饮水量，防止患儿脱水。

50 呼吸道感染性疾病的病程通常是多久？

呼吸道感染性疾病的病程因个体差异而异，不能一概而论。一般情况下，呼吸道感染性疾病的康复时间取决于感染的病原体类型和患者的体质状况。急性上呼吸道感染的自然病程一般为 1～2 周，其中细菌性感染的病程可能会稍长。急性支气管炎的恢复时间也因人而异，一般在发病后 1～2 周内可以痊愈。而对于肺炎患者，恢复时间可能会更长，需要更多的休息和治疗，一般需要 2～3 周甚至更长时间才能痊愈。

51 呼吸道感染性疾病的居家监测和护理如何做？

出现发热、鼻塞、流涕、咽痛、咳嗽、肌肉关节疼痛等症状，提示可能发生呼吸道感染，此时，建议您在家中做好以下几方面的监测。

症状监测

包括体温、脉搏、呼吸频率等。若发热持续超过 38.5℃ 且超过 3 天，呼吸频率超过每分钟 24 次，胸闷、憋气无法缓解，咳嗽伴随胸痛、咳脓痰或血痰等症状，应立即就医。

指氧饱和度监测

若家中配备指脉氧仪，可自行监测指氧饱和度。当持续低于 93% 时，建议及时就医。

病原检测

多喝温开水，保持居家通风，确保室内空气清新。可使用新冠病毒、流感病毒、支原体检测试剂进行抗原检测。检测结果需结合临床表现,具体可咨询专业医生。

原有基础疾病监测

部分呼吸道感染可能导致原有基础疾病病情波动,需关注基础疾病症状是否加重,加强对血压、血糖、尿量、体重等方面的监测。

关于呼吸道感染性疾病的居家护理,需要注意以下几点。

生活起居方面

务必确保充足的睡眠,维持规律的作息,并根据天气状况适时调整衣物。家庭成员应注重个人卫生,勤洗手,避免共用物品。房间应定期通风,尽量减少外出,尤其是避免前往人员密集的公共场所。

饮食方面

建议增加水分摄入,保持三餐规律,注重营养的均衡和多样性,同时注重优质蛋白质、谷物及蔬菜水果的摄入。饮食应以清淡为原则,避免过量食用生冷、辛辣、油腻食物,从而降低胃肠负担。呼吸道感染性疾病容易导致发热和脱水,因此,保持充足的水分摄入也非常重要。对于老年人和身体虚弱的人来说,应该遵循少食多餐的原则,避免过度进食导致的消化不良。

用药方面

患者应遵循医生的用药建议,切勿擅自停药或减量,以免影响治疗效果。需定期监测体温、呼吸频率、心率等指标,如果病情加重或出现紧急情况,应立即就医。

52 治疗期间可以进行运动吗?

呼吸道感染患者在治疗期间是否可以运动,主要取决于患者的具体病情,轻症患者可采取适量低强度运动,但重症患者应以充分休息为主,避免运动和劳累。

轻度运动

如慢走、轻柔的瑜伽、简单的家务活动等,有助于身体保持活力,促进血液循环,缓解呼吸道感染症状。但一定要遵医嘱而行,并在运动的过程中注意劳逸结合,一旦感到疲劳应立即休息,避免过度劳累。

剧烈运动

一般来说,患有呼吸道感染时,剧烈运动并不推荐。因为剧烈运动会增加身体的消耗,可能导致身体免疫力下降,从而增加细菌和病毒入侵的风险。此外,剧烈运动还可能会加重症状，甚至导致病毒性心肌炎、肺炎等严重的并发症。

53 老年人或合并慢性病的呼吸道感染患者有哪些需要特别注意的？

《黄帝内经》谓"年四十而阴气自半，起居衰矣"，老年人更是阳气渐衰，免疫系统通常较为脆弱，抵抗力较低，易于遭受呼吸道感染，且病情相对较重。对于同时患有慢性病的患者，其基础疾病的存在可能导致各类并发症的发生，严重时甚至可能威胁生命。因此，针对这两个群体，应特别给予重视。

积极治疗

应积极治疗和控制原有的慢性基础病，如冠心病、糖尿病、高血压、慢性阻塞性肺疾病等，按照医生的指导规律用药，不应随意停药或更改药物剂量，避免因呼吸道感染导致基础病病情的进展和加重。

密切观察

出现呼吸道感染症状，应密切观察，如果症状轻微，可以暂时居家治疗；一旦出现高热、喘息、嗜睡、血氧饱和度下降等症状，则可能是病情严重的信号，应立即就医。

调整生活方式

应调整生活方式,充分休息,避免过度劳累,确保充足的睡眠时间,饮食清淡,营养均衡,戒烟戒酒,保持健康的生活方式。

应定期复查

应该定期复查,以便及时了解病情的变化和治疗效果,便于医生根据患者的具体情况调整治疗方案。

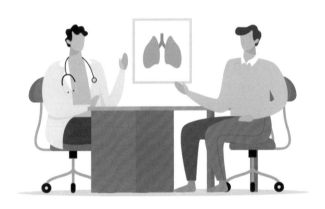

54 孕产妇呼吸道感染的治疗有哪些注意事项?

谨慎用药

孕产妇在治疗呼吸道感染时需要谨慎用药,因为药物可能会对胎儿的生长发育产生影响。如果症状轻微,可以居家隔离,对症处理,多饮水,注意休息,以物理降温为主。如果症状严重或持续不改善,需要及时就医,遵医嘱使用药物治疗。

做好生活起居调护

孕产妇需要注意保暖,保持室内通风,减少病原体滋生。外出时要戴好口罩,避免冷空气刺激鼻咽部,加重不适症状。

关注病情发展

患有妊娠期糖尿病、妊娠期高血压、自身免疫系统疾病、心脏病、呼吸系统疾病等基础病的孕产妇需要特别关注原有病情的变化,以及血糖、血压、心率、呼吸等器官功能状态的变化。

第四章

康复和预防复发

 近期,"呼吸道疾病感染愈后多吃白色食物"等话题登上热搜榜。随着一些呼吸道感染患者逐渐康复,恢复期相关话题也引起关注。本章以呼吸道感染性疾病康复与预防复发为切入点,突出中医学"治未病"理念,为居民提供务实和可行的参考。

55 治疗后检测不到病原体，是不是就痊愈了？

呼吸道感染性疾病当检测不到病原时，并不代表痊愈，虽然核酸、抗原等检测结果已经转阴，但机体尚未恢复到病前水平，此时需要同时关注患者的症状，综合分析，并遵循医嘱用药，直至呼吸道感染性疾病痊愈。

呼吸道感染患者痊愈后身体还需要一段时间来慢慢恢复，称作"恢复期"。这是因为当病原体载量降低到检测标准后，虽然检测不到病原体了，但是病原体对机体造成的伤害仍然存在，不管是病毒还是细菌，在机体感染的过程中，其释放的毒素对机体的部分脏器造成了损伤，中医称之为"余邪未尽"，患者仍会存在咳嗽、咽

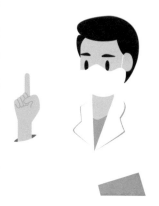

痛等症状。此时是呼吸道感染疾病的恢复期,机体仍需要有一段时间进行修复,可能需要1~2周甚至更长时间才能完全缓解。恢复期可辅以食疗、运动等多种方法进行康复,以避免"瘥后复发",及"食复、劳复"等,必要时可以进行合理中医药调理,防止机体再次复感。

56 呼吸道感染性疾病患者瘥愈后,会不会有后遗症?

呼吸道感染性疾病的预后因人、因病而异,绝大多数患者预后良好,1周内便可瘥愈。少数体质特殊者可能会受后遗症所困扰,特别是一些合并并发症的患者,如合并有脑卒中的患者病程通常会拖延至2周以上,以及年老体弱及基础疾病较多的患者,可因严重并发症而导致预后不良。

呼吸道感染后遗症的种类很多,包括呼吸短促、肌肉疼痛、头痛、疲劳、睡眠障碍、胸痛、脱发、消化系统疾病、味觉和嗅觉丧失、体重减轻、注意力不集中、记忆力减退等。其中发生最多的为咽喉异物感或咳、气短、疲劳等,多发生于住院治疗或长时间使用抗生素治疗后的患者。

当急性期症状消失后,咳嗽仍然迁延不愈者,临床上称为感染后咳嗽,多表现为刺激性干咳或咳少量白色黏液痰,常伴有气道高反应性、咽痒、气短、胸闷等,胸片、血常规、C-反应蛋白等检查无异常。临床以病毒感染后多见，部分细菌和非典型病原体呼吸道感染后，也可引起相似表现。

呼吸道感染还会削弱我们的抵抗力。每次传染性疾病的感染都是对身体正气的攻击，使身体抵抗力变差，容易再次发生呼吸道感染疾患或者导致其他疾病出现，如继发支气管炎、肺炎、副鼻窦炎，少数人可并发急性心肌炎、肾炎、风湿热等。

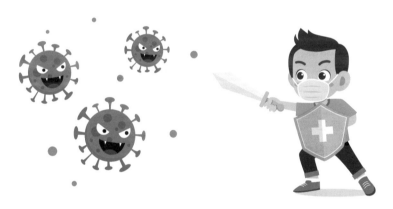

中医认为，感冒后咳嗽源于外感咳嗽，其病因在于六淫外邪侵犯肺系，导致肺失宣肃，肺气上逆，进而引发咳嗽。但随病程的持续与正气的消耗，常兼阴虚或气虚，故治疗的基本原则应以祛邪利肺为主，兼顾其正气，并根据病邪性质风寒、风热、风燥的不同，采用疏风、散寒、清热、润燥，或兼养其气阴等治法。

针对感冒后遗留的咳嗽，推荐一款食疗方。

将洗净的橘皮剪成邮票般大小,浸泡于蜂蜜中 2 天,随后取出。使用时,可将 1～2 片橘皮含在口中。此食疗方主要适用于感冒后咳嗽及慢性咽炎,对于以干咳为主要症状的患者,疗效尤为显著。

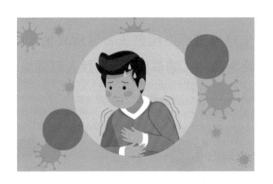

57 急性呼吸道感染者,退热或转阴后可以马上停药吗?

大多数人考虑到"是药三分毒",所以在症状好转后立刻不吃药了。但其实这样并不是完全正确。用药可遵循以下两条规律:控制症状的药物及时停;针对病因治疗的药物,哪怕症状已得到改善,仍建议按照疗程使用完药物。

对于改善症状的药物

比如退热药,考虑到它的肝肾毒性,一旦体温低于

38℃,就不要再服用了;缓解鼻塞症状的药物,一旦没有鼻塞流涕了,也应该及时停药。另外,鼻减充血剂,如 1% 的麻黄碱滴鼻液,羟甲唑啉滴鼻液,症状好转及时停药,连续使用最好不要超过 7 天(部分药品说明书中为连续使用不得超过 3 天),否则可发生"反跳现象",出现更严重的鼻塞,引起药物性鼻炎。

对于针对病因的药物

对于急性呼吸道感染后的抗病毒治疗和抗菌治疗,均有一定的疗程,一般建议按照疗程用药,不建议症状改善后立即停药。如使用奥司他韦治疗流行性感冒,规范的治疗方案是成人每次 75 毫克,每天 2 次,疗程 5 天,重症患者可适当延长。如溶血性链球菌引起的细菌性扁桃

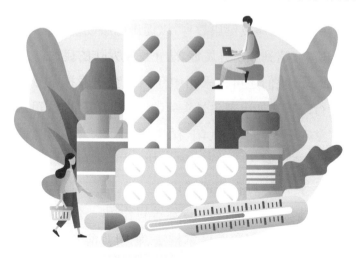

体炎,为有效杀灭细菌,减少急性风湿热、肾小球肾炎等并发症的发生,抗菌药物的用药疗程为 10 天。

58 什么情况下需要使用呼吸康复治疗?

有些人患病后虽然急性期症状消失了,但随之而来的如咳嗽、气喘等症状却久久不愈。因此,我们更应加强流感、肺炎等呼吸道感染性疾病的预防和后遗症的康复治疗,也就是呼吸康复。

呼吸康复训练是指针对有呼吸系统功能障碍,如有咳嗽、咳痰、呼吸困难、活动后气短,可伴有呼吸肌无力及肺功能受损等表现的患者,进而采取的一系列康复训练方法。在临床上,不仅呼吸系统疾病患者需要康复干预,各种 ICU、脑卒中及长期卧床等患者均需要呼吸功能训练以及相关的康复健康教育,以促进呼吸功能恢复,加快疾病痊愈,达到预防并发症,防止反复发作的目的。

此外,我们还可以采用中药调理和中医推拿按摩手法进行改善。如出现头晕头痛、颈项强痛等症状,可以选揉印堂穴、开天门、运太阳、揉风池、点风府、头顶抓拿法等,达到疏风解表、开窍醒神之功。如出现食欲不振、乏力疲倦等症状,可在腹部施以开三门、运三脘、顺时针摩腹、叠掌运腹等手法,起到健运脾胃作用。还可以让患者俯卧位,医者采用膀胱经掌推法、脏腑背俞穴点按法,行气调脏,整体调理,改善患者机体健康状况。

59 常规的康复治疗都有哪些?

常规的康复治疗需要根据患者能否进行主动运动来综合运用,主要包括体位管理、气道分泌物管理、呼吸锻炼以及中医康复治疗等常规康复治疗,具体情况如下。

被动运动

当患者不能进行主动运动时可采用被动运动。

体位管理

① 翻身:不仅可以改善肺部的扩张、提升氧合、防止分泌物潴留,还能预防压疮、减少静脉血液的滞留等。在没有翻身禁忌证的情况下,通常每 2 小时翻身一次。

② 床头抬高 30°~45°:能有效改善呼吸系统的氧合和顺应性,减少呼气流量限制,降低肥胖患者最佳通气所需的呼气末正压(PEEP),以促进痰液引流和预防压疮。

气道分泌物管理

① 吸痰:当痰液黏稠或患者排痰无力时,通过气道湿化或雾化等措施稀释痰液,使痰液更易被咳出;通过吸痰刺激患者咳嗽,将远端支气管痰液咳至主气道后及时吸出,从而彻底清除痰液,保持呼吸道通畅,改善通气。

② 辅助排痰技术:通过拍打震动肺部,使得分泌物从小

气道移至中央气道,增强气道分泌物的清除。

呼吸锻炼

当患者有自主意识时,康复治疗以被动运动与辅助运动相结合的方式,向主动运动为主的方式转变。

咳嗽技巧

患者需要有效咳嗽,咳嗽技巧为控制咳嗽法、连续 3 次咳嗽。

呼吸训练

主要有:① 缩唇呼吸:可有效排除肺内残留气体,改善通气/血流比例失调,降低二氧化碳分压,从而改善气体交换,改善通气功能。② 腹式呼吸:可增加潮气量,减少功能残气量,提高肺泡通气量,降低呼吸功耗,缓解呼吸困难症状,改善换气功能。③ 扩胸运动:打开胸腔,增强心肺功能。④ 体位管理:直立位(坐或站)更佳;侧卧、仰卧或者引流位均可。时间:10 分钟/次。⑤ 人工阻力呼吸训练:常见的方式是用呼吸训练器、吹气球等。选择容量为 800～1 000 毫升的气球。深吸气后尽量将肺内气体吹入气球,直至吹尽为止,每天 3～5 次,每次 3～5 分钟。

中医康复治疗

主要包括中草药治疗和针灸治疗两大部分内容。在临床中可应用益气活血化痰法治疗本病,通过改善肺功能、纠正低氧血症、降低血液黏稠度、提高免疫功能等方面作用,达到预防反复感染、减少急性发作次数的目的。

60 康复治疗有特效药吗?

对于呼吸道疾病康复治疗而言尚无特效药物,康复治疗方法需要根据病因和病状来进行选择。严格意义来说,中药和西药的作用多为辅助治疗,但积极应对可帮助减轻症状,控制病情或减少复发的风险,进而促进痊愈。

中华中医药学会《新型冠状病毒感染后长期症状中医诊疗专家共识》中提到,对于呼吸道感染性疾病而言,有倦怠乏力、动后气短、干咳少痰、咽喉不利、胃脘痞闷、纳呆便溏等症状表现,证型为气阴两虚、脾虚失运、余邪

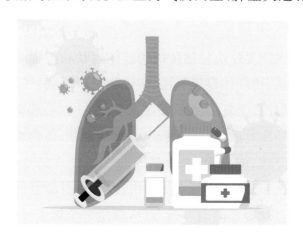

未尽者,可以考虑使用"清金益气方"进行康复治疗。并且需要调整好身体状态,注意休息,适量多饮水,多吃新鲜水果蔬菜,保证营养的摄入,保持良好的情绪,提高机体免疫力,才是顺利度过康复过程的最重要因素。

61 中医、西医的康复治疗该怎么选?

在康复领域,中医和西医各自拥有独特的理论体系和治疗效果。中医注重整体观念和辨证论治,通过调整人体内外的平衡来达到康复的目的;而西医则借助先进的医疗技术和设备,进行精准的诊断和康复治疗。在实际应用中,我们可以考虑将中西医的优势结合起来,各取所长、避其所短以达到更好的康复效果。因此,在选择康复方式时,应在医生或康复专业人员的指导下,根据患者的具体情况和需求,综合考虑各种因素,选择最适合的康复方案。

中医康复疗法包括传统的肢体运动功能训练、传统作业疗法、传统体育康复法、传统物理康复法、气功康复法、自然疗养康复法、中医情志康复法、中医心理康复法、传统娱乐康复法、针灸康复法、按摩康复法、饮食康复法、药物康复法、传统康复护理法等。

西医康复治疗应先对病、伤、残者进行康复评定,然后根据其康复需要与客观条件,制定一个切实可行的综

合的康复治疗方案。康复方案的制定和实施通常以康复
医师为主导，康复专业治疗师和相关临床医学科研人员
共同协作或组成一个康复治疗组来完成，并在治疗实施
的过程中根据病、伤、残者情况的变化，及时进行小结、调
整治疗方案，直到治疗结束时为止。康复治疗技术常用
的方法有：物理治疗（PT）、作业治疗（OT）、言语治疗
（ST）、心理辅导与治疗、文体治疗、中国传统治疗、康复
工程康复护理、社会服务。

62 应该去哪里接受康复治疗？

呼吸道感染疾病在进行康复治疗时需要前往正规专
业的医疗机构，通常患者可以选择当地的康复医院就诊，
或前往公立医院设置的康复科进行专业的康复治疗。

重型、危重型呼吸道感染患者在出院后，视当地康复
医疗条件，可在指定的康复医疗机构、基层医疗卫生机构
进行出院后康复。例如，可前往当地的中医药康复中心，
其利用中医药传承创新工程优势特色，整合康复医学资
源，开展中医药康复技术、方法研究和应用，梳理中医康
复诊疗方案，筛选并制定心脑血管、呼吸、肿瘤、骨伤等重
大疾病的中医康复方案。轻型、普通型呼吸道感染性患
者出院后，可以前往社区的"康复驿站"或居家适当休息、
适当运动，尽最大可能恢复体能、体质和免疫能力。

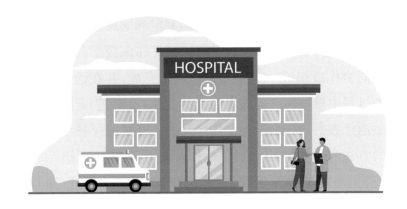

63 保持好心情有利于康复？

康复治疗的原则及康复方法，根据呼吸道感染性疾病住院患者、出院恢复期患者等目标人群的不同，需因人制宜、个性化治疗。

在接受康复治疗时，部分患者可能会出现抑郁、悲观心理，导致脾气暴躁，不利于康复治疗，所以首先我们要给予患者心理安慰，作为患者家属，就要做到关心患者，在平时要尽量体贴、多给予安慰，对患者进行开导和鼓励，告诉患者，家人与他同在，并加强认知、心理与行为、自我传染源管控、节能技能训练等。

住院患者

应遵循"能量节约"原则，缓解呼吸困难，改善呼吸功能,加强呼吸、体能和耐力等节能技能训练、环境适应性训练等。

出院恢复期患者

应加强生活活动能力,恢复训练、体能训练等。

64 康复治疗时,老人、孕妇、小孩有什么格外要注意的?

老人、孕妇和小孩属于呼吸道感染疾病的重点人群,在疾病恢复期的康复治疗过程中需要结合自身体质特点,防止疾病复发,促进机体恢复。

老年人

① 老年人在康复治疗时如感到疲劳,请尽量多休息。② 如果精力允许,请老年朋友逐步恢复您的日常作息,并为自己制定每日时间表。③ 在安全和无疲劳的情况下进行锻炼,恢复力量和耐力。④ 每天喝水1 500～2 000毫升,每天三顿饭不可缺,可以适当加餐。⑤ 保持社交联系。每天尽可能多的与亲人和信任的人通过电话、视频通话或其他通信方式交谈。⑥ 有基础疾病的老人感染呼吸道疾病后,往往基础病会加重。如患高血压的老人感染后可能血压不稳定,患糖尿病的老人感染后

可能血糖不稳定,需要密切监测血压、血糖、指氧饱和度等。如果病情不稳定时间持续较长,请及时到医院就诊,调整基础疾病治疗方案。

孕妇

① 不论什么孕周,孕妇呼吸道感染康复后1～2周内都要注意休息,可进行适当运动,但运动强度不宜过大,时间不宜过长,运动强度循序渐进。② 整个孕期要注意保证合理、充足的营养摄入。③ 保持心情愉快和情绪稳定,不必过分担心呼吸道感染会对胎儿造成不良影响。④ 应定期孕检,孕中晚期的孕妇应自行监测胎动。如有胎动异常、腹痛、腹部不适、阴道出血等症状,应立即到医院就诊。

小孩

总体来讲,小孩感染呼吸道疾病后绝大部分预后良好,呈现自限性病程,发生严重并发症和后遗症的概率极低。家长首先应保持平和的心态,了解呼吸道感染的自然病程,不过度焦虑。

养成良好生活习惯,增强自身抵抗力。① 规律作息,睡眠充足。按时上床、起床,1岁以内每天至少睡眠12个小时,幼儿园之前11个小时,幼儿园10个小时,小学生每天至少9个小时,中学生8个小时。② 循序渐进,锻炼身体。新冠病毒感染康复后,建议逐渐增加室外活动和体力锻炼,强度以孩子没有不适感为宜。③ 三餐规律,饮食均衡。不偏食、不挑食,培养健康饮食习惯。④ 其他:合理增减衣物,关注心理健康。

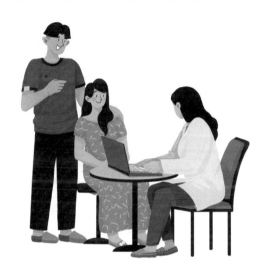

65 呼吸道感染初愈后为什么不能参加剧烈运动?

当人体呼吸道感染以后,症状还没有消失或者正在用药物控制症状的时候,身体需要充足的休息来抵御病毒和完成修复,不建议在此期间进行任何刻意的运动锻炼。

适度的运动可以增强呼吸肌的力量,改善肺功能,也可以提高机体的免疫力。但不恰当的剧烈运动或者是

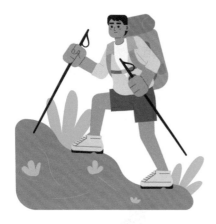

在身体状况尚未完全恢复时，这时的运动称之为"过量运动"，反而会对免疫力造成影响。运动医学中有一个免疫系统的开窗现象，过量或不适当的运动会导致免疫功能的急剧下降，大概会持续七八个小时，这种情况下会使身体状况或者症状变得更为糟糕，阻碍身体机体的恢复，加重心肌损伤，导致心肌炎的发生，甚至严重的话有可能会导致死亡的发生。所以在呼吸道感染愈后可以尝试进行短时间、低强度的恢复性锻炼，比如呼吸控制、拉伸、关节活动度等基础训练，之后再逐渐加量。如痊愈后仍有咳嗽、胸闷等症状，则至少要等到症状消失 1 周后，再考虑适当运动。

66 中医对食复、劳复是怎么认识的？

食复，是指疾病初愈，因饮食不慎而致疾病复发的病症。最早的记载见于《黄帝内经》。《黄帝内经》中原文记载："病热少愈，食肉则复，多食则遗，此其禁也。"劳复，即大病初愈，因气血津液未复，余邪未尽，应当适当休息，减少活动,否则活动剧烈,过分疲劳,可引起再次复发。

《伤寒论》中记载:"病人脉已解,而日暮微烦。以病新瘥,人强与谷,脾胃气尚弱,不能消谷,故令微烦;损谷则愈。"病后脾胃功能尚未恢复,不足以消化食物,特别是日暮的时候,自然界阳气也减弱,脾胃得不到自然界阳气的帮助,功能更显不足,故烦。此时只要节制饮食,使脾胃得以休息,就可以恢复。

具体如下:① 退热后,暂不宜服用肉类、鱼类、血类、油腻类等食物,易引起肠胃郁滞,导致痢疾泻下。② 退热后,暂不宜服用饼类、坚果类、油炸烧烤等难以消化的食物,此时胃气尚弱,易导致结热便秘。③ 疾病刚好,应该先少食米粥类食物,有点饥饿感也没事,忌饱食。等胃气渐渐恢复,再逐渐食用一些肉类等食物。④ 疾病刚好,应当静卧、多休息,尽量不梳头、不洗澡、不洗脸,不仅不能多劳动,而且要少说话,避免劳复。⑤ 退热后,如果肉吃得多,容易导致高热复发。如果体力劳动导致过劳,亦容易导致病情反复。同时,亦应避免房事,以免房劳导致病情复发。

67 如何通过自我干预缓解各种遗留症状?

呼吸道感染恢复期可能会遗留咽痛、咳嗽等症状,可以通过运动、药膳、推拿等常见方法进行自我干预。

运动疗法

① 太极拳：推荐每天 1 次，每次 30～50 分钟为宜。
② 八段锦：推荐每天 1～2 次，每次 10～15 分钟。按照个人体质状况，以能承受为宜。现代医学认为，八段锦功法能够活动全身肌肉关节、促进心肺功能、改善新陈代谢、增加血液循环速率、调节心理情绪来提高人体各项生理功能。

食疗方法

推荐中药材：山药、陈皮、黄芪、茯苓、白扁豆、党参、太子参、五指毛桃、薏苡仁等。可根据实际情况，辨证服用补益脾肺或益气养阴等恢复期的中药适宜方剂，以提高机体免疫力。

推拿

可选用大椎、肺俞、足三里等穴位艾灸，还可以对太渊、膻中、中府、肺俞等穴位进行按摩，或推拿手太阴肺经、手阳明大肠经、足阳明胃经等经络，还可针刺、耳穴压豆、拔罐等。

生活小妙招

还可以通过"冰盐水漱口"来预防感冒、咽炎，缓解咽喉不适、发干痒及干咳等症状。具体做法是：在矿泉水里面加一点点盐，能尝出一些咸味即可（理论上盐水的浓度为 0.9%）。将加入盐的矿泉水放进冰箱冷藏柜中，每天早上、晚上刷完牙后用冰盐水来漱口，再吐出来，然后倒出来一点点，用棉签蘸着擦拭鼻腔。这样的做法并不是用来杀死病毒，而是为了清洁咽喉口腔的局部环境，以此来提高鼻腔黏膜的免疫力。这对于预防感冒、咽炎及干咳和感冒后喉咙痒导致的咳嗽等症状具有很大的好处。

68 促进康复的食疗方法有什么？

患呼吸道感染性疾病后，机体的免疫系统会在第一时间同病原体发起一场"自卫反击战"。此时，营养的"后勤保障"非常重要，如果能吃对喝对，对康复是非常有利的，但营养充足并非指要"大补特补"，而是要膳食均衡，针对不同年龄阶段选择合适的食疗方法。

婴幼儿：继续母乳喂养，暂停引入新食物

婴幼儿患病期间应继续母乳喂养。母乳可以提供优质、全面、充足和适宜的营养素，减少患病期间的喂养不耐受；帮助婴儿增强抵抗力，降低并发其他感染性疾病的风险，促进婴儿免疫系统的成熟。

儿童和青少年：少吃油腻，食物种类多样

儿童和青少年患病期间需要多休息，并通过精心选择食物和设计食谱，保持充足能量和营养素供给来增强身体的抵抗力。家长多采用清淡的烹调方式，如蒸、煮、炖、焯、拌等，少食用油炸、烤制、腌制的食物。避免长期食用某种单调的食物，如玉米、红薯可部分替代米、面，禽类与猪肉类交替，各种蛋类交替。患病期间肉类要尽量少吃，或适量吃含脂肪低的瘦肉，不吃肥肉、五花肉等脂肪含量过高的肉类。

充足饮水：帮助降温、稀释痰液

在呼吸道感染康复期，充足的饮水可促进机体新陈代谢，帮助降温、稀释痰液。建议 2～5 岁每天饮水量 600～800 毫升，6～10 岁每天饮水 800～1 000 毫升，11～13 岁每天饮水 1 100～1 300 毫升，14～17 岁每天饮水 1 200～1 400 毫升。患病期间还可以适当增加饮水量。喝水要遵循少量、多次、慢饮的原则，不要等口渴了才喝水。

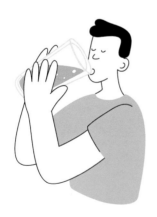

通过中医食疗方法增强身体抵抗力

比如"四白粥",能够健脾养胃、固护正气;身体特别乏力的人可用太子参泡水、煮粥或者煲汤,可以益气养阴,帮助身体抵抗病原体。需要注意:如果对上述食疗方或代茶饮中有成分过敏者慎用。

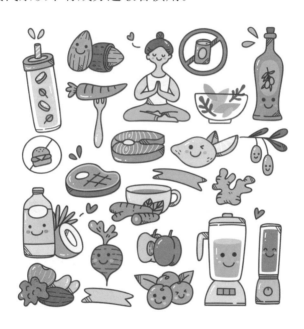

69 呼吸道感染性疾病为什么会反反复复?

冬春季节,气温时常波动显著,是呼吸道疾病的高发季。尤其是抵抗力较弱的老人和儿童,成为呼吸道反复感染的主要人群。呼吸道感染性疾病发病因素不外乎内因和外在病原体双重因素。

从自身而言,体质强弱是最主要的因素。中医很早便有"正气存内,邪不可干"的说法,通俗而言,便是指个体自身抵抗力差,对病原微生物的易感性增加,为呼吸道感染性疾病反复发作的内因。呼吸道感染性疾病病原体种类较多,当感染某一种病原体后只是在短时间内产生相对应的抗体,只对这种病原体有着免疫作用,对其他病原体并没有免疫作用,便有再次感染的风险。而大多数呼吸道感染性疾病的症状大多相似,多为发热、咳嗽、咽痛为主,便会产生一种呼吸道感染性疾病刚好又出现了相同的症状,但其实是两种不同的呼吸道感染性疾病。

70 呼吸道感染性疾病复发有什么征兆?如何预防复发?

很多患者在呼吸道感染疾病初愈后却再次出现反复发热、咳嗽加重,甚至出现喘息,部分患者同时伴有头痛、肌肉疼痛等周身不适症状,部分可以伴有恶心、呕吐等消化道的症状。如果出现上述症状,需要警惕呼吸道感染性疾病的复发。

预防反复呼吸道感染,可以从防止病原体入侵和增强自身的免疫力两方面进行,可以在一定程度上减少反复呼吸道感染的概率。

佩戴口罩

建议在病毒感染流行期间处于人员密集或环境密闭的公共场所以及在日常生活中与感染患者密切接触时佩戴口罩。

养成手卫生习惯

建议在日常生活中养成进行手卫生的良好健康习惯；正确的洗手方法能够减少病毒对物体表面的污染，减少病毒的间接传播风险。

清洁和消毒物体表面

可选用浓度为 0.1％的次氯酸钠或 70％～90％的乙醇对非医疗环境中的物体表面急性消毒。

保持社交距离与居家休息推荐

① 建议儿童保持 1 米以上的社交距离。② 建议有呼吸道感染症状的儿童居家休息。

遵守呼吸礼仪推荐

① 咳嗽和打喷嚏时捂住口鼻。② 或用纸巾、肘部内侧遮挡，阻断呼吸道分泌物喷射并及时处理。

增加通风

建议在呼吸道病毒感染流行期间增加环境通风。

营养补充

① 补充优质蛋白质,包括奶、蛋、肉、豆制品及坚果等。② 补充新鲜蔬菜水果,每天五种以上,颜色丰富,深色蔬菜占一半以上。③ 保证主食及能量充足,不盲目节食。总之,非药物干预能够有效阻止呼吸道病毒传播,预防呼吸道感染疾病复发。

71 中医如何预防呼吸道感染性疾病复发?

中医药是我国各族人民在长期生产生活和同疾病做斗争中逐步形成并不断丰富发展的医学科学,在疾病预防、治疗、康复中具有独特优势。"瘥后防复"作为中医"治未病"理论的重要组成部分,见于《素问·热论》。其中,"瘥后"是指疾病初愈至完全恢复正常健康状态这一段时间。"瘥后"不是疾病辨证论治的终结,而是疾病暂时缓解或初愈的一个阶段。如果"瘥后"调养不当,就会引起旧病复发或滋生其他疾病。"瘥后防复"是指针对疾病的某些症状虽然已经消失,但因为养护治疗不彻底,正气不足,余邪未尽,潜伏于体内,受某种因素诱发而使旧病复发所采取的防治措施。因此,瘥后防复的原则就是防止死灰复燃、杜绝病根,重点是增强体质,而增强体质的关键,在于调理脾胃和实卫固表。内增强脾胃运化功能,外实卫固表,益气止汗,内外结合,提高免疫力。

饮食方面,要"管住嘴":规律饮食,膳食均衡。清淡饮食,做到少油少盐少糖。推荐粥类、素汤面、白面馒头等易消化的食物。吃青菜尽量蒸煮或清炖,要避免"肥甘厚味",避免寒凉食物,比如酸奶、水果等。此外,恢复期的肺脏还比较虚弱,要多吃一些"补肺"食物,中医讲"五脏对应五色",白色食物正好对应肺脏。建议恢复期多吃清肺补肺的白色食物,如百合、藕、白萝卜、马蹄、甘蔗等。要注意的是,鸡肉、鱼肉、牛奶也是白色食物,但过食也属于中医讲的"肥甘厚味",恢复期要避免之,防止出现中医所讲的"食复"现象——大病愈后,因饮食失节而致疾病复发。

避免"劳复":劳神农、劳力、房劳而导致病情复发者,称之为劳复。疾病初愈的患者气血津液尚未完全恢复,机体正气虚弱,不宜过度思虑、劳累、运动,应该以静养调形、安神休息为主,否则过劳耗气、伤神则损正气。

推荐几种中医"愈后防复"的康复方法。

① 太极拳:推荐每天 1 次,每次 30～50 分钟为宜。
② 八段锦:推荐每天 1～2 次,每次 10～15 分钟。按照个人体质状况,以能承受为宜。③ 可进行药膳治疗,推

荐中药材：山药、陈皮、黄芪、茯苓、白扁豆、党参、太子参、五指毛桃、薏苡仁等。④ 可根据实际情况,遵医嘱辨证服用补益脾肺或益气养阴等有利于恢复期的中药方剂,以提高机体免疫力。⑤ 可选用大椎、肺俞、足三里等穴位艾灸,还可以对太渊、膻中、中府、肺俞等穴位进行按摩,或推拿手太阴肺经、手阳明大肠经、足阳明胃经等经络,还可针刺、耳穴压豆、拔罐等。

12 如何加强肺功能锻炼?

常见的锻炼肺功能方法如下。

深呼吸训练法

坐或躺下,放松身体,深吸气,使腹部膨胀,然后缓慢地将空气呼出。

腹式呼吸训练法

坐或躺下,将手放在腹部上,深吸气时使腹部膨胀,呼气时腹部收缩。

肋骨呼吸训练法

坐直,放松身体,将手放在胸部两侧的肋骨上,深吸气时使肋骨向外扩张,呼气时肋骨收缩。

以上训练方法,每组训练均重复 10 次,每天进行数次。可单独或轮换进行。在进行呼吸功能训练需要注意以下几个方面:① 在开始呼吸功能训练前,最好咨询医生或专业健康教练。② 呼吸功能训练应该循序渐进,逐渐增加训练的强度和持续时间。③ 进行训练时,要保持放松的状态,避免用力过度引起头晕、胸闷等不适。④ 要持之以恒,坚持每天训练,养成良好的呼吸习惯。

73 痊愈后是不是身体就有抗体了,不怕病毒了?

人体感染病原体后,机体会产生抗体,形成一定的保护作用,短期内再次感染的概率非常小,但其保护周期不会很长,感染痊愈后,依然有再次感染的风险。

比如同一个流感流行季,通常都会出现几种不同类

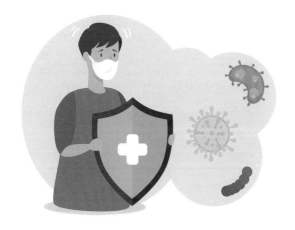

型或亚型的流感病毒共同流行,只是占比不同。得了甲型流感后产生的免疫反应,对乙型流感不能提供有效的免疫保护,也就是说,即使本次流行季得过甲型流感,也还有可能再次感染乙型流感。同样,如果本次呼吸道感染的病原体是细菌,痊愈后还是会存在病毒感染的可能,故不存在痊愈后有一段时间可以不怕病毒的说法。

第五章

就医指南和注意事项

本章节主要围绕呼吸道疾病何时就医、如何选择医院及科室、药物如何储存及就医服药期间的注意事项进行阐述。

74 出现哪些情况时一定要去医院？

患者发病病情较重,热势较高且持续不退(特别是发热持续时间超过 72 小时或体温超过 40℃),咳嗽较重,或伴胸痛、喘憋、咯血、呼吸急促、呼吸困难、精神差、频繁呕吐等症状时;或疾病初起不重,但症状未自行缓解或自行服药治疗后效果不佳,甚至病情加重时,应及时到医院就诊。特别老人与儿童若发生以上情况,更应重点关注,及时就医。

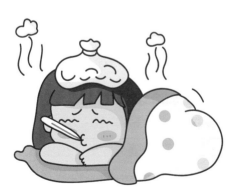

呼吸道感染出现的发热在一定程度上可以反映出感染程度、病原体的毒力,所以体温可作为是否前往医院的一大评判标准;出现严重咳嗽、咯血、胸痛或伴有呼吸急促、困难有可能已发展为严重肺炎影响呼吸功能,甚者可发生呼吸衰竭,故应及时就诊,降低风险。

75 哪些情况可以先居家观察?

对于病症较轻,仅出现鼻塞、流涕、咽痛等上呼吸道感染症状,或伴有低热(38℃以下),同时自我未感到症状难以耐受时,可以考虑暂时居家治疗,减少疾病传播与降低二次感染的风险。轻症居家治疗期间需要注意以下几点。

创造合适的居住环境

温度适宜且每天适当开窗通风,但通风后要待室温恢复后方可令患者返回房间,或者在未达理想温度时增加衣物,御寒保暖,防止二次受寒。

饮食注意节制且应清淡、避免寒凉

在治疗过程中应避免进食油腻,饮食有所节制且在疾病恢复后,脾胃仍较虚弱,若饮食失节则会导致疾病复发,称为“食复”。更应注意,不要食用雪糕、冷饮等寒凉食物。寒性收引且易伤阳气,外感疾病属于表证,应以辛散表邪为治法,令邪气自毛孔而出,寒性收引会导致毛孔闭不开,表邪难除,且寒凉伤阳则正气损耗,更不利于疾病恢复,所以不应食用寒凉食物。

适当饮用温开水,保持良好情绪

感冒发烧时会造成体内水分丢失,所以适当饮水尤为重要,同时温开水有利于发汗,使病邪通过发汗而排出。中医认为"七情内伤"是人体产生疾病的重要原因,所以积极乐观的心态对疾病的恢复有重要作用。

寻求家庭医生以及社区医院的专业指导

现今多地已开展家庭医生签约服务,可为签约居民提供问诊、检查、诊断、治疗、转诊等多样化医疗服务。当患者不慎感邪,居家治疗期间可通过互联网信息平台、电

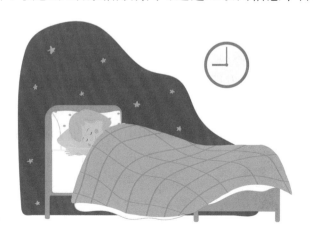

话等多种方式,联系所属医生寻求更加适合自己的诊疗方案。未进行家庭医生签约服务的居民,可向当地社区进行咨询。

76 呼吸道感染性疾病当首选看中医还是西医?

中医和西医各自拥有不同思维方式、治疗体系,中医重视病邪的性质、人体正气的强弱,经四诊信息的收集以辨证论治,通过扶正祛邪而促进疾病恢复;西医多借助现代科学技术判断病原微生物的种类、炎症的部位而展开治疗。中西医在选择上应结合自身情况,一般感冒中西医均可治疗,选择自己常用方式即可;但对于一些高发期呼吸道感染,特别是病原体变异率较高、临床研究较少、未有针对性特效药及预防方式时,中医具有一定优势;危急重症时应选用中西医并重,协同治疗。

中医针对呼吸道感染类疾病有一定优势,可以很大程度上弥补西医对于未知病原体以及病毒变异速度快的局限,并且在高发期传染性较强、流行性较大时有一定的预防作用。所以未感染以及病情不重时,中医药完全有能力独自应对;病情较重时应采用中西医结合诊疗方式取长补短,在出现大面积肺部炎症甚至危及生命时,应将中医辨证论治与西医现代手段相结合,中医药在危急重症中可实现早期干预、先症而治,借用西医手段提供支持治疗以维持患者生命，以中医辨证论治解决实际问题，要将中医与西医优势共同发挥，中西医并重协同解决重要问题。

77 中医是"慢郎中"吗？能快速退热吗？

对于高热，中医通过辨证论治以扶正祛邪，常能从根本上解决问题，不易反复发热。因此，中医药在面对外感热病时非但不是"慢郎中"，还是治病的重中之重，更是我国治疗呼吸道疾病方案中的重要组成部分。

患者高热时，急需退热，可以先利用西医手段快速退热，类似于中医"急则治标"，但往往此种退热易反复，效果不易持久。临床上，我们应据不同情况选择或配合不同的方式，以中西医协同方式，急则治标，缓则治本。同时，中医药治以辛凉解热或苦寒泄热时，勿过度进食寒凉之物，避免人体正气受损而不利病情康复。

78 社区医院、二级医院、三级医院如何选择？

在医疗机构的选择上，大家不要盲目追求级别高、规模大的医疗机构，需要结合自身的情况理性选择。

病症较轻和大多数刚起病的患者，就近就医其实是最好的选择。在基层医院进行常规的诊疗，可以及时干预疾病的发展进程，同时减少了前往大医院的传播以及交叉感染风险。如果不分级别、不分情况，大家都往大医院就诊，很有可能延误病情，甚至二次感染。

发病病情较重，或者经基层医院治疗后效果不佳，例如热势较高且持续不退，出现胸痛、喘憋、咯血、呼吸急促、呼吸困难等较重症状，建议前往级别较高、技术较强的医院诊疗，甚至必要时可以前往急诊进行治疗。

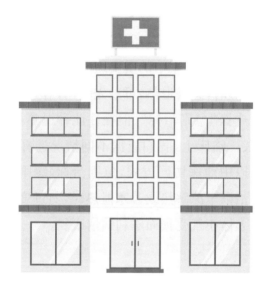

79 去医院前应该做哪些准备能够提高效率，避免交叉感染？

了解医院信息，准备好资料

建议去医院之前，提前了解医院相关信息，提前预约挂号,避免现场排队时间过长。并且应准备好所需资料,如本人身份证、医保卡、已有病历资料。

记录已服用药物

预先记录自己的症状以及发展转归,如有服药应记录所用药物种类,以及服用后效果。

做好防护措施

佩戴口罩,准备消毒湿巾或洗手液,尽量选择步行或私家车前往医院,避免路途中交叉感染。在医院就诊过程中,尽量减少触碰公共物品,触碰后应及时进行手部消毒,嘱咐小朋友不要用手触摸眼睛与口鼻。候诊时尽量处于通风较好的地方等待,同时与他人保持间隔(建议 1 米以上)。

回家后做好消毒等措施

离开医院后应更换口罩,回家后先洗手,并将衣服放在通风良好的地方晾晒,可以用淡盐水漱口,并用棉签蘸取淡盐水擦拭鼻腔进行预防。

80 儿童去医院看病需注意什么?

儿童普遍抵抗力较弱,并且年龄越小自我表达能力越差,病史的收集难度越大,所以需要家长细心观察以及呵护。家长应多留意孩子的起病缓急程度、发热温度、是否出汗、是否有明显怕冷怕热的情况,以及孩子平时的体质、饮食、二便等,家长留意记录并提供给诊治医生。

对于 1 岁以内处于婴儿期的儿童,父母应多观察孩子的各项体征及其变化(如体温,是否流鼻涕及鼻涕的颜色,是否有咳嗽,咳嗽时是否有痰等)。

对于 1~3 岁幼儿期及 3~6 岁学龄前儿童,应鼓励其自我表述哪里不适,父母再加以更正补充。同时,该阶段儿童活动范围渐广,应在医院就诊期间注意看护,避免交叉感染。该年龄段儿童消化系统尚不成熟,应按医嘱服药,不要为快速缓解症状私自加大药量。

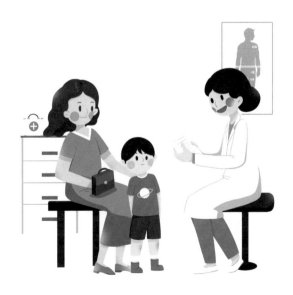

对于 7 岁以上的儿童,应以孩子自我表述为主,同时用药上也要随年龄及体重的不同而略有差别。

81 什么情况下去医院前需要空腹?

一般呼吸道检查不需要空腹,比如常见的血常规、胸部 CT、肺功能、气管镜,这些检查以评判感染性疾病、气道与肺脏是否发生病变为目的,所以是否空腹对检查结果影响并不大。

对于需要常规生化检查(血糖、脂类、肝肾功能及各种酶类)需要空腹。因为食物中含有脂肪、糖类及各种电

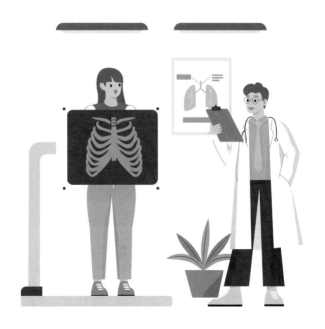

解质,人体在摄入食物后,这些成分入血会影响自身数值,导致结果不准确。同时,饮食后会令身体产生消化代谢,影响酶及一些激素水平。

82 呼吸道感染性疾病应该挂哪个科室?

无论是中医院还是西医院,现在都基本实现了科室名称的统一,与呼吸道感染性疾病相关的科室,包括儿童在内,主要有呼吸内科、耳鼻喉科、儿科、急诊科、感染科这五个科室。

如果以上呼吸道感染为主要表现,出现鼻塞、流涕、咽痛等症状,可以前往耳鼻喉科就诊。

如果以下呼吸道感染为主要表现,出现咳嗽、咳痰、发热等症状,可以前往呼吸内科就诊。

如果年龄为18岁以下的儿童患者,可以前往儿科就诊。

如果发病较急,病情较重,甚至诱发基础病的老年患者,建议尽快前往急诊诊疗。

一些医院还同时配备感染科室,在感染细菌或病毒引起流行性感冒时也可以前往感染科就诊。

83 应该如何高效地与大夫交流?

患者应交代清楚自身疾病情况、既往史,尽量详细、准确,描述清楚发病及变化情况,如发病时间、症状、缓急程度持续时间、是否存在诱因等,同时应注意病情有无加重以及加重时间,且之前如果有相关就诊经历,应将病历及检查报告一同携带,如有服药、药物过敏以及是否前往过疫区,有无手术外伤史,有无慢性病以及与自身疾病相关的家族病史均需告知医生,应如实交代病情,切忌隐瞒。

中医讲究"四诊合参",即通过"望、闻、问、切"四诊收集患者疾病信息,综合分析辨证论治。其中问诊尤为重要,患者自身的症状描述对疾病诊疗有重要意义,应主动配合好医生的问诊和诊脉等,以便于医生准确判断疾病的位置、性质、程度,继而更好地辨证论治。

84 一般需要进行哪些检查?

就诊后,医生会先进行必要的体格检查(例如:观察扁桃体有无肿大,咽部黏膜是否红肿,鼻腔分泌物以及呼吸音检查),并结合医生自身的临床经验进行判断疾病的类型、程度、转归,后会开具血常规、CRP、病原学和血清学检查单子,为的是准确判断病原体种类以及指导后续治疗,必要时也会进行胸部 X 线摄片以判断有无肺炎。

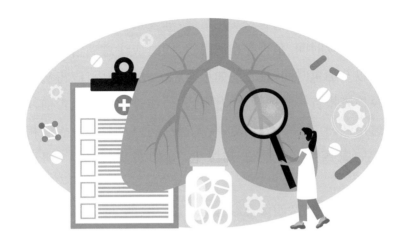

85 呼吸道疾病一定要输液治疗吗？

"感冒、发烧输液好得快"，这其实是一个误区，如过度依赖输液，或未达到输液标准盲目输液治疗有可能会适得其反。此可类比于中医中"病轻药重"，即使药物对症，也可能会引起一些副作用，"太过则病去药存，为害更烈"。滥用静脉输液的危害：药物过敏、静脉炎、空气栓塞、渗漏性损伤、急性心衰、感染等。

一般感冒及轻症流感导致的发烧、咳嗽症状较轻，并以上呼吸道症状为主，一般预后较好，可以采用中西医结合方式治疗，口服药物、注意休息就可以达到很好的效果。如普通感冒、病毒性咽喉炎、发热体温 38℃ 以下症状，不建议盲目输液。

患者热势较高，甚至持续不退，或某些流感可能会引起肺炎，甚至出现重症肺炎，这个时候一般需要进行入院治疗，医生会根据患者情况，判断是否需要输液。一般来说输液多用于住院的重症患者，或者有些药物无法口服，只能通过输液进行治疗。

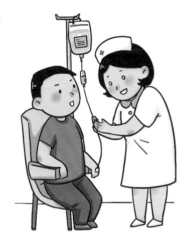

86 服用西药后应该注意什么？

温水送服

服药时应饮用温水送服，且服药后不要立刻躺下，因为有可能会导致药物粘在食管黏膜上而造成损伤，宜稍等片刻再卧床休息。

抗生素

一般需要饭前服用，可以令其迅速吸收从而发挥作用，如果平素脾胃功能较差，也可以考虑饭后服用。

服药期间忌酒

对于抗生素类药物（例如头孢），饮酒有可能会引起双硫仑样反应,出现头痛、呕吐、心悸甚至呼吸困难,更严重可能会出现呼吸抑制、心肌梗死等情况危及生命。

87 应该怎么熬中药?

煎煮中药饮片可选用陶瓷、搪瓷、玻璃、砂锅或不锈钢器皿,勿使用铁质、铝质及铜质器皿。

中药饮片不需要清洗。

煎药前,先将饮片用凉水浸泡 1 小时,水量以高于药材 2~3 厘米为度,这有利于药物中有效成分的溶解。

感冒药应注意煎药时间不宜过长,通常而言,多为两煎,一煎为煮沸后文火 10~15 分钟,二煎为煮沸后文火 5~10 分钟。

呼吸道感染初期一般尚属于中医表证范畴,故在治疗时多以解表祛邪为主。解表类中药多为植物茎、叶、花等,质地较轻,属挥发物质含量丰富的辛散轻扬之品,所以不宜久煎,以防止有效成分挥发,取其轻清。但是也要具体问题具体分析,证型不同,用药也有所差异,所以在其中可能会有些其他煎煮要求,需遵从医嘱。

88 中药应该如何储存?

中药饮片:应置于避光、通风、阴凉、干燥的地方,最好应该在 5～25℃的环境下保存。

中药汤剂：自己煎煮后的中药液常温下建议当天服用，放入冰箱冷藏可保存 2～3 天，并且最好每天重新加热煮沸以延长保存时间。代煎的中药液密封包装下可在冰箱冷藏保存 10 天左右，如需更长时间保存需要保存在冷冻层中，待需要服用时用武火煎开煮沸即可。

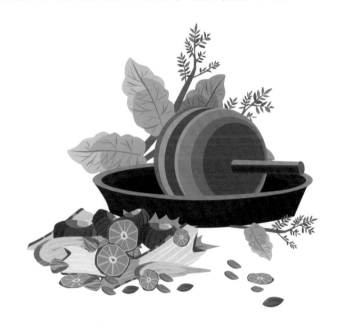

89 喝完中药后应该注意什么？

服药期间应避免食用生冷、黏腻、有刺激性或不易消化的食物，服用治疗外感的解表药物应注意避风寒。此外,应该根据患者不同疾病性质具体分析:寒性病应忌生冷以及寒凉性质食物;热性病应忌辛辣、油腻;皮肤病患者应忌鱼、虾、蟹等腥味发性食物。

正所谓"三分治七分养",若服药后不加以调护则治疗效果会大打折扣,通过增衣保暖且避风寒而免受外邪十分重要,如若饮食不节则损伤脾胃也会不利于药物吸收,良好的自我调护对药物发挥作用有重要作用。

90 喝完中药出汗太多该怎么办?

解表发汗药物的正确用法应是"微微汗出",即手抚摸身体潮湿,但汗出量不大。如出现大汗甚至汗出不止,则提示用药过度或者可能出现药不对证的情况,应在第一时间联系处方医生,不可自行服药。

过汗则伤气津,气虚津少不利于病情恢复,同时汗出后毛孔扩张更易感受外邪,有可能加重病情。此时应避风寒,用干毛巾擦干汗液,及时更换湿漉衣物,之后适当着衣,切忌减衣受风,同时应少量多次饮水补充水分,以免导致脱水。

91 孩子不愿意喝药该怎么办?

孩子不愿意喝药多因自身对药物恐惧,或嫌药太苦,家长可以将药物更换成孩子喜好的食物的包装,让孩子误以为在食用零食,减少其恐惧;也可以在孩子服药后给他一些甜味食物吃,减少药物苦味的感觉。

此外,若是汤药剂型,可在就医时向医生说明情况,请求医生增加甜味较重的药材调味,如"甘草"等,以掩盖药物苦味,减轻孩子抵触心理。并可以尝试少量多次服药,可以鼓励孩子,喝一口后进行言语鼓励,稍作休息再次服药。

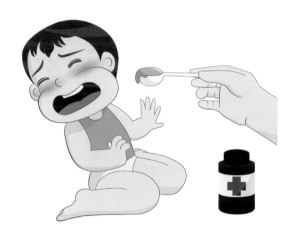

92 常用退烧药的服用方法对比

含有对乙酰氨基酚成分药物

温开水送服,每次服药间隔 4～6 小时,24 小时一般不超过 4 次用药。

含有布洛芬类药物

温开水冲服,可每隔 6 小时重复服用,但 24 小时不应超过 4 次,一般不可连用超过 3 天。

阿司匹林类

肠溶片应在空腹时温水送服,普通片应在饭后 1 小时服用最佳。

洛索洛芬类

应在饭后口服,一天不超过 180 毫克,妊娠晚期及哺乳期不建议给药。

吲哚美辛类

应饭后服用或同食物、制酸药共同服用。

中药

应按医嘱剂量服用,服后立即卧床休息且盖被保暖。如服后退热效果不理想或退热后再次发热,应坚持按医嘱服用药物,切忌自行未遵医嘱大量服药。

附录 1　呼吸道感染常用中成药目录

剂型	中成药药名	功 能 主 治
解表剂	参苏丸	益气解表,疏风散寒,祛痰止咳。用于身体虚弱、感受风寒所致感冒,症见恶寒发热,头痛鼻塞,咳嗽痰多,胸闷呕逆,乏力气短
	柴石退热颗粒	清热解毒,解表清里。用于风热感冒,症见发热,头痛,或恶风,咽痛,口渴,便秘,尿黄
	防风通圣丸	解表通里,清热解毒。用于外寒内热,表里俱实,恶寒壮热,头痛咽干,小便短赤,大便秘结,风疹湿疮
	风寒感冒颗粒	解表发汗,疏风散寒。用于风寒感冒,症见发热,头痛,恶寒,无汗,咳嗽,鼻塞,流清涕
	感冒清热颗粒	疏风散寒,解表清热。用于风寒感冒,头痛发热,恶寒身痛,鼻流清涕,咳嗽咽干
	藿香正气口服液	解表化湿,理气和中。用于外感风寒、内伤湿滞或夏伤暑湿所致的感冒,症见头痛昏重,胸膈痞闷,脘腹胀痛,呕吐泄泻,以及胃肠型感冒见上述证候者
	荆防败毒丸	清热散风,发表解肌。用于时行性感冒,症见恶寒发热,头痛咳嗽

剂型	中成药药名	功　能　主　治
解表剂	荆防颗粒	发汗解表，散风祛湿。用于风寒感冒，症见头痛身痛，恶寒无汗，鼻塞清涕，咳嗽白痰
	九味羌活颗粒（丸）	疏风解表，散寒除湿。用于外感风寒挟湿所致的感冒，症见恶寒，发热，无汗，头重而痛，肢体酸痛
	羚羊感冒片	清热解表。用于流行性感冒，症见发热恶风，头痛头晕，咳嗽，胸闷，咽喉肿痛
	三拗片	宣肺解表。用于风寒袭肺证，症见咳嗽声重，咳嗽痰多，痰白清稀，以及急性支气管炎病情轻者见上述症候者
	桑菊感冒片	疏风清热，宣肺止咳。用于风热感冒初起，症见头痛，咳嗽，口干，咽痛
	通宣理肺颗粒	解表散寒，宣肺止嗽。用于风寒感冒咳嗽，症见咯痰不畅，发热恶寒，鼻塞流涕，头痛无汗，肢体酸痛
	小柴胡颗粒	解表散热，疏肝和胃。用于外感病，邪犯少阳证，症见寒热往来，胸胁苦满，食欲不振，心烦喜呕，口苦咽干
	小儿宝泰康颗粒	解表清热，止咳化痰。用于小儿风热外感，症见发热，流涕，咳嗽，脉浮
	小儿柴桂退热颗粒	发汗解表，清里退热。用于小儿外感发热。症见发热，头身痛，流涕，口渴，咽红，溲黄，便干等
	小儿感冒颗粒	疏风解表，清热解毒。用于小儿风热感冒，症见发热，头胀痛，咳嗽痰黏，咽喉肿痛，以及流感见上述证候者
	小青龙合剂	解表化饮，止咳平喘。用于外感风寒所致的恶寒发热，无汗，喘咳痰稀

续　表

剂型	中成药药名	功 能 主 治
解表剂	小青龙颗粒	解表化饮,止咳平喘。用于风寒水饮,症见恶寒发热,无汗,喘咳痰稀
	银翘解毒丸	辛凉解表,清热解毒。用于风热感冒,症见发热头痛,咳嗽,口干,咽喉疼痛
	玉屏风颗粒	益气,固表,止汗。用于表虚不固,自汗恶风,面色㿠白,或体虚易感风邪者
	正柴胡饮颗粒	表散风寒,解热止痛。用于外感风寒初起,症见发热恶寒,无汗,头痛,鼻塞,喷嚏,咽痒咳嗽,四肢酸痛,以及流行性感冒初起、轻度上呼吸道感染见上述症候者
清热剂	板蓝根颗粒	清热解毒,凉血利咽。用于肺胃热盛所致的咽喉肿痛、口咽干燥,以及急性扁桃体炎见上述证候者
	儿童清肺口服液	清肺,化痰,止咳。用于面赤身热,咳嗽,痰多,咽痛
	儿童清咽解热口服液	清热解毒,消肿利咽。用于小儿急性咽炎(急喉痹)属肺胃实热证,症见发热,咽痛,咽部充血,或咳嗽,口渴等
	复方黄连素片	清热燥湿,行气止痛,止痢止泻。用于大肠湿热,赤白下痢,里急后重或暴注下泻,肛门灼热,以及肠炎、痢疾见上述证候者
	黄连上清丸	散风清热,泻火止痛。用于风热上攻、肺胃热盛所致的头晕目眩、牙齿疼痛、口舌生疮、咽喉肿痛、耳痛耳鸣、大便秘结、小便短赤
	金花清感颗粒	疏风宣肺,清热解毒。用于外感时邪引起的发热,症见恶寒轻或不恶寒,咽红咽痛,鼻塞流涕,口渴,咳嗽或咳而有痰等,舌质红,苔薄黄,脉数。适用于各类流感包括甲型 H1N1 流感所引起上述症候者

剂型	中成药药名	功　能　主　治
清热剂	金莲清热泡腾片	清热解毒,利咽生津,止咳祛痰。用于外感热证,症见高热,口渴,咽干,咽痛,咳嗽,痰稠,亦适用于流行性感冒、上呼吸道感染见有上述证候者
	金振口服液	清热解毒,祛痰止咳。用于小儿急性支气管炎符合痰热咳嗽者,症见发热,咳嗽,咳吐黄痰,咳吐不爽,舌质红,苔黄腻等
	开喉剑喷雾剂	清热解毒,消肿止痛。用于肺胃蕴热所致的咽喉肿痛、口干口苦、牙龈肿痛以及口腔溃疡,以及复发性口疮见以上证候者
	抗病毒颗粒	清热解毒。用于病毒性感冒
	连花清瘟胶囊（颗粒）	清瘟解毒,宣肺泄热。用于治疗流行性感冒属热毒袭肺证,症见发热或高热,恶寒,肌肉酸痛,鼻塞流涕,咳嗽,头痛,咽干咽痛,舌偏红,苔黄或黄腻等
	牛黄解毒丸（片）	清热解毒之功效。用于火热内盛,咽喉肿痛,牙龈肿痛,口舌生疮,目赤肿痛
	牛黄上清丸	清热泻火,散风止痛。用于头痛眩晕,目赤耳鸣,咽喉肿痛,口舌生疮,牙龈肿痛,大便燥结
	蒲地蓝消炎口服液(片)	清热解毒,抗炎消肿。用于疖肿、腮腺炎、咽炎、扁桃腺炎等病症
	芩香清解口服液	疏风解热、清泻里热、解毒利咽。用于小儿上呼吸道感染表里俱热证,症见发热,鼻塞,流涕,咳嗽,咽喉肿痛,便秘,舌红苔黄等
	清肺抑火丸	清肺止咳,化痰通便。用于痰热阻肺所致的咳嗽、痰黄稠黏、口干咽痛、大便干燥

剂型	中成药药名	功　能　主　治
清热剂	清开灵颗粒	清热解毒，镇静安神。用于外感风热所致发热，症见烦躁不安，咽喉肿痛，以及上呼吸道感染、病毒性感冒、急性咽炎见上述证候者
	热炎宁合剂	清热解毒。用于风热感冒，症见发热，咽喉肿痛，口苦咽干，咳嗽痰黄，尿黄便结，以及化脓性扁桃体炎、急性咽炎、急性支气管炎、单纯性肺炎见上述证候者
	疏风解毒胶囊	疏风清热，解毒利咽。用于急性上呼吸道感染属风热证，症见发热，恶风，咽痛，头痛，鼻塞，流浊涕，咳嗽等
	疏清颗粒	清热解毒，宣泄肺胃。用于小儿外感风热证，症见发热，鼻塞，咽痛，流涕，口渴，咳嗽，汗出
	双黄连颗粒（片、口服液）	疏风解表，清热解毒。用于外感风热所致的感冒，症见发热，咳嗽，咽痛
	四季抗病毒合剂	清热解毒，消炎退热。用于上呼吸道感染、病毒性感冒、流感等病毒性感染疾患，症见头痛，发热，流涕，咳嗽等
	小儿豉翘清热颗粒	疏风解表，清热导滞。用于小儿风热感冒挟滞证，症见发热咳嗽，鼻塞流涕，咽红肿痛，纳呆口渴，脘腹胀满，便秘或大便酸臭，溲黄等
	小儿肺热咳喘颗粒	清热解毒，宣肺止咳，化痰平喘。用于感冒，以及支气管炎属痰热壅肺证者
	小儿肺热咳喘口服液	清热解毒，宣肺化痰。用于热邪犯于肺卫，症见发热，汗出，微恶风寒，咳嗽，痰黄，或兼喘息，口干而渴

剂型	中成药药名	功　能　主　治
清热剂	小儿肺热清颗粒	清肺化痰,止咳平喘。用于小儿急性支气管炎引起的肺热咳嗽,症见咳痰、痰多色黄,小便黄,大便干,舌红,苔黄或腻,脉滑数等症状
	小儿感冒退热糖浆	清热解毒,疏风解表。用于伤风感冒,症见畏冷发热,咽喉肿痛,头痛咳嗽
	小儿鼓翘清热颗粒	疏风解表,清热导滞。用于小儿风热感冒挟滞证,症见发热咳嗽,鼻塞流涕,咽红肿痛,纳呆口渴,脘腹胀满,便秘或大便酸臭,溲黄等
	小儿金翘颗粒	疏风清热,解毒利咽,消肿止痛。用于风热袭肺所致乳蛾,症见恶寒发热,咽部红肿疼痛,吞咽时加剧,咽干灼热,喉核红肿,以及小儿急性扁桃体炎见上述证候者
	小儿清咽颗粒	清热解表,解毒利咽。用于小儿外感风热引起的发热头痛,咳嗽音哑,咽喉肿痛
	小儿热速清颗粒	清热,解毒,利咽。用于风热感冒,症见发热头痛,咽喉红肿,鼻塞流黄涕,咳嗽,便秘
	小儿热速清口服液	清热解毒,泻火利咽。用于小儿外感风热所致的感冒,症见发热,头痛,咽喉肿痛,鼻塞流涕,咳嗽,大便干结
	宣肺败毒颗粒	宣肺化湿,清热透邪,泻肺解毒。用于湿毒郁肺所致的疫病,症见发热,咳嗽,咽部不适,喘促气短,乏力,纳呆,大便不畅,舌质暗红,苔黄腻或黄燥,脉滑数或弦滑
	银黄片	清热,解毒,消炎。用于急慢性扁桃体炎、急慢性咽喉炎、上呼吸道感染等病症

续　表

剂型	中成药药名	功 能 主 治
止咳平喘剂	半夏露糖浆	止咳化痰。用于咳嗽多痰等,以及支气管炎见上述证候者
	参贝北瓜膏	平喘化痰,润肺止咳,补中益气。用于哮喘气急,肺虚咳嗽,痰多津少
	川贝止咳露	止嗽祛痰。用于肺热咳嗽,痰多色黄
	儿童咳液	清热润肺,祛痰止咳。用于咳嗽气喘,吐痰黄稠或咳痰不爽,咽干喉痛
	肺力咳合剂	清热解毒,镇咳祛痰。用于痰热犯肺所引起的咳嗽痰黄,以及支气管哮喘、气管炎见上述证候者
	固本咳喘片	益气固表,健脾补肾。用于脾虚痰盛、肾气不固所致的咳嗽、痰多、喘息气促、动则喘剧,以及慢性支气管炎见上述证候者
	桂龙咳喘宁胶囊	止咳化痰,降气平喘。用于外感风寒、痰湿阻肺引起的咳嗽、气喘、痰涎壅盛等症,以及急、慢性支气管炎见上述证候者
	蛤蚧定喘丸	滋阴清肺,止咳平喘。用于肺肾两虚、阴虚肺热所致的虚劳咳喘、气短烦热、胸满郁闷、自汗盗汗
	黄龙止咳颗粒	益气补肾,清肺止咳。适用于肺肾气虚、痰热郁肺之咳嗽
	急支糖浆	清热化痰,宣肺止咳。用于外感风热所致的咳嗽,症见发热,恶寒,胸膈满闷,咳嗽咽痛,以及急性支气管炎、慢性支气管炎急性发作见上述证候者
	橘红片(丸)	清肺,止咳,化痰。用于咳嗽痰多,痰不易出,胸闷口干,以及急慢支、哮喘见上述证候者
	克咳胶囊	止嗽,定喘,祛痰。用于咳嗽,喘急气短

剂型	中成药药名	功　能　主　治
止咳平喘剂	连花清咳片	宣肺泄热,化痰止咳。用于急性气管-支气管炎痰热壅肺证引起的咳嗽,咳痰、痰白黏或色黄,伴咽干口渴,心胸烦闷,大便干,舌红,苔薄黄腻,脉滑数
	枇杷止咳颗粒	止咳祛痰。用于咳嗽及支气管炎咳嗽
	强力枇杷露	养阴敛肺,止咳祛痰。用于支气管炎咳嗽
	清宣止咳颗粒	疏风清热,宣肺止咳。用于小儿外感风热咳嗽,症见咳嗽,咯痰,发热或鼻塞,流涕,微恶风寒,咽红或痛
	蛇胆川贝枇杷膏	润肺止咳,祛痰定喘。用于燥邪犯肺引起的咳嗽咯痰、胸闷气喘、鼻燥、咽干喉痒等症
	蛇胆川贝液	祛风止咳,除痰散结。用于风热咳嗽,痰多,气喘,胸闷,咳痰不爽或久咳不止
	苏黄止咳胶囊	疏风宣肺,止咳利咽。用于风邪犯肺,肺气失宣所致的咳嗽,咽痒,痒时咳嗽,或呛咳阵作,气急,遇冷空气、异味等因素突发或加重,或夜卧晨起咳剧,多呈反复发作,干咳无痰或少痰,舌苔薄白等,以及感冒后咳嗽及咳嗽变异型哮喘见上述症候者
	通宣理肺丸	解表散寒,宣肺止嗽。用于风寒束表、肺气不宣所致的感冒咳嗽,症见发热,恶寒,咳嗽,鼻塞流涕,头痛,无汗,肢体酸痛
	小儿咳喘灵颗粒(口服液)	宣肺、清热,止咳、祛痰。用于上呼吸道感染引起的咳嗽
	小儿麻甘颗粒	平喘止咳,利咽祛痰。用于小儿肺炎喘咳,咽喉炎症

续　表

剂型	中成药药名	功　能　主　治
止咳平喘剂	小儿清肺止咳片	清热解表,止咳化痰。用于内热肺火、外感风热引起的身热咳嗽,气促痰多,烦躁口渴,大便干燥
	小儿消积止咳口服液	清热肃肺,消积止咳。用于小儿饮食积滞、痰热蕴肺所致的咳嗽,夜间加重,喉间痰鸣,腹胀,口臭
	小儿宣肺止咳颗粒	宣肺解表,清热化痰。用于小儿外感咳嗽,痰热壅肺所致的咳嗽痰多、痰黄黏稠、咳痰不爽
	杏贝止咳颗粒	清宣肺气,止咳化痰。用于外感咳嗽属表寒里热证,症见微恶寒,发热,咳嗽,咯痰,痰稠质黏,口干苦,烦躁等
	杏苏止咳口服液(糖浆)	宣肺气,散风寒,镇咳祛痰。用于感冒风寒,咳嗽气逆
	养阴清肺丸	养阴润燥,清肺利咽。用于阴虚肺燥,咽喉干痛,干咳少痰
	镇咳宁糖浆	镇咳祛痰。用于伤风咳嗽,支气管炎,哮喘等
	止咳橘红丸	清肺润燥,止嗽化痰。用于肺热燥咳,痰多气促,口苦咽干
	治咳川贝枇杷露	镇咳祛痰。用于感冒引起的咳嗽
化痰剂	苏子降气丸	降气化痰。用于痰多色白,咳嗽喘促,气短胸闷,动则加剧
	二陈丸	燥湿化痰,理气和胃。用于痰湿停滞导致的咳嗽痰多,胸脘胀闷,恶心呕吐

剂型	中成药药名	功 能 主 治
化痰剂	二母宁嗽丸	清肺润燥，化痰止咳。用于燥热蕴肺所致的咳嗽，痰黄而黏不易咳出，胸闷气促，久咳不止，声哑喉痛
	复方鲜竹沥液	清热化痰，止咳。主治痰热咳嗽，痰黄黏稠
	橘红痰咳液	理气化痰，润肺止咳。用于痰浊阻肺所致的咳嗽，气喘，痰多，以及感冒、支气管炎、咽喉炎见上述证候者
	蜜炼川贝枇杷膏	润肺化痰，止咳平喘，护喉利咽，生津补气，调心降火。适用于伤风咳嗽，症见痰稠、痰多气喘、咽喉干痒及声音嘶哑
	牛黄蛇胆川贝散	清热，化痰，止咳。用于外感咳嗽中的热痰咳嗽，燥痰咳嗽
	清气化痰丸	清肺化痰。用于肺热咳嗽，痰多黄稠，胸脘满闷
	祛痰止咳颗粒	健脾燥湿，祛痰止咳。用于慢性支气管炎及支气管炎合并肺气肿、肺心病所引起的痰多、咳嗽、喘息等症
	蛇胆陈皮胶囊	顺气化痰，祛风健胃。用于风寒咳嗽，痰多呕逆
	小儿清肺化痰口服液	清热化痰，止咳平喘。用于小儿肺热感冒引起的咳嗽痰喘

附录2　全国儿童呼吸道感染中医药防治方案

https://www.cacm.org.cn/2024/01/03/27011/

全国儿童呼吸道感染中医药防治方案编写审定专家组

顾　问：丁　樱　刘清泉　张忠德

组　长：任献青　闫永彬

成　员：任献青　闫永彬　孙晓旭　李付根　于素平
　　　　李华伟

执　笔：闫永彬　孙晓旭

附录 3　天津市 2023 年冬季儿童呼吸道疾病中医药防治推荐方案

https：//wsjk. tj. gov. cn/ZWGK3158/ZCFG6243_1/wjwwj/202311/t20231123_6463519. html

附录 4　天津市冬季儿童呼吸道疾病中医康复推荐方案

https：//wsjk. tj. gov. cn/ZWGK3158/ZCFG6243_1/wjwwj/202401/t20240109_6503477. html